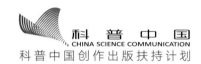

科普中国创作出版扶持计划

Health-Care
of Elderly

守护老年健康

常见老年综合征应对指导

李艳群 欧尽南 张孟喜 / 主编

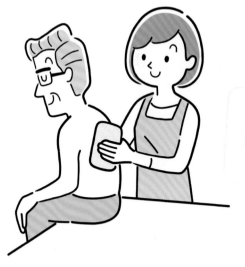

化学工业出版社

·北京·

内容简介

本书由中南大学湘雅二医院老年医学科医护及心理、康复等领域的专家编写。全书介绍了19个常见老年综合征以及与其密切相关的老年人不适当用药知识，内容涉及概念、原因、表现、预防、应对措施、案例等方面。力求科学、实用、通俗、简洁、生动，对于一些难懂难记的专业知识运用了比喻、打油诗、插图来帮助读者理解和记忆，一些操作性较强的内容拍摄了教学视频，全书文字内容录制了音频，旨在帮助老年朋友轻松获取知识，提高生活质量。

本书适合中老年人及其照护者阅读参考。

图书在版编目（CIP）数据

守护老年健康：常见老年综合征应对指导 / 李艳群，欧尽南，张孟喜主编 . —北京：化学工业出版社，2022.9（2024.11 重印）

ISBN 978-7-122-41894-4

Ⅰ.①守⋯　Ⅱ.①李⋯②欧⋯③张⋯　Ⅲ.①老年病-护理Ⅳ.①R473

中国版本图书馆 CIP 数据核字（2022）第 130692 号

责任编辑：戴小玲　　　　　　　　　　文字编辑：朱丽秀　陈小滔
责任校对：宋　玮　　　　　　　　　　装帧设计：史利平

出版发行：化学工业出版社（北京市东城区青年湖南街 13 号　邮政编码 100011）
印　　装：河北京平诚乾印刷有限公司
710mm×1000mm　1/16　印张 13¾　字数 204 千字　2024 年 11 月北京第 1 版第 4 次印刷

购书咨询：010-64518888　　　　售后服务：010-64518899
网　　址：http ∥www.cip.com.cn
凡购买本书，如有缺损质量问题，本社销售中心负责调换。

定　　价：68.00 元　　　　　　　　　　　　　　　　版权所有　违者必究

编写人员名单

主　　编　　李艳群　　欧尽南　　张孟喜

副主编　　董莉妮　　刘顺英　　郭春波

编　　者　　李艳群　　欧尽南　　张孟喜　　董莉妮　　刘顺英　　郭春波

　　　　　　白春燕　　曹玉萍　　崔　薇　　郭　亮　　范　勇　　李　灵

　　　　　　骆　璐　　彭　蕾　　渠婷婷　　苏　晶　　邰红妍　　王海琴

　　　　　　肖腊梅　　杨　峘　　杨慧娟　　袁钦湄　　叶　玲　　张　慧

　　　　　　曾利婷　　曾　胜

插　　图　　谭庆峰

音　　频　　张雅怡　　方英百

视　　频　　胡文倩　　傅　静　　张孟喜　　章　慧　　刘跃华　　杨　晶

　　　　　　李　灵　　文凡毓　　崔　薇　　郭　佳　　胡　浪　　龙艳华

　　　　　　周雅琴　　刘思维　　沈　帅　　田婉莹　　肖倩雯　　殷文忠

　　　　　　姚作玉

主　　审　　张湘瑜　　蹇在金

序一

新燕呢喃润细喉。水暖游鸭，白鹭嬉洲。

春风北渡换妆柔，才染枝头，又绿山头。

芳蕊清幽浸妙华。薄雾朦朦，晨露轻洒。

人间四月竞彩霞，谢了梅花，红了桃花。

四月的北京，春风送暖，百花盛开，正值一年最美时光。刚填完这首《一剪梅》，就收到即将付梓的《守护老年健康——常见老年综合征应对指导》（以下简称《守护老年健康》）医学科普书稿，认真读来，不禁喜上眉梢，击节叫好，欣然作序。

中国是世界上老年人口最多的国家，2021年5月11日公布的第七次全国人口普查结果显示，全国约有2.64亿60岁及以上老年人，占总人口的18.7%，且人口老龄化程度日益加剧。据《健康中国行动（2019—2030年）》报道，中国老年人整体健康状况不容乐观，近1.8亿老年人患有慢性病，约有4000万失能、部分失能老年人。如何应对扑面而来的"银发浪潮"，如何有效改善老年人的健康状况，如何提高老年人群体的健康素养，不仅是一个重大的民生福祉问题，还关系到经济社会可持续发展以及国家安全和稳定。

老年综合征是指老年人由多种疾病或多种原因造成的非特异性的同一临床表现或临床症状或问题，这也是现代老年医学研究的核心和热点问题。相对于青壮年，老年人的健康问题更为复杂，老年综合征更具自身特点；同样的疾病，老年人的临床表现、治疗反应和转归，与青壮年就有着很大的不同，相应的预防、治疗、保健方法由此存在很大的差距。据悉，目前，比较全面介绍老年综合征这方面知识的科普书籍，市场上尚不多见。因此，针对我国日益严重的人口老龄化问题，着眼于有效改善老年人的健康状况，不断提升广大老年人的生活质量和幸福指数，《守护老年健康》的出版，可谓生逢其时，意义重大。

《守护老年健康》针对吞咽障碍、消化不良、营养不良、便秘、腹泻、排尿困难、尿失禁、衰弱、肌少症、骨质疏松症、皮肤瘙痒、慢性疼痛、老年期痴呆、谵妄、焦虑、抑郁、失眠、跌倒、噎呛共 19 个常见老年综合征及不适当用药，详细阐述了这些老年人健康共性疾病或问题所产生的原因和可能导致的后果，以及预防、处理和保健的简单易行方法，非常适合拥有老人的家庭成员阅读、使用。

我的父母均已是耄耋之年，书中所述常见老年综合征在他们身上多有体现，由于相关的预防、护理知识并不被我们所掌握，因而在照顾年老体弱多病的高堂时，家人时常会有各种各样的困惑和烦恼。我父亲 2020 年底因摔跤导致股骨颈骨折，术后曾出现抑郁、幻觉、失忆、厌世等症状和问题，家人一度十分担忧，但又深感束手无策。细读《守护老年健康》相关章节，方知这些症状叫谵妄，它是由多种原因导致的一种临床综合征，也是住院尤其是术后老年患者中最常见的并发症。如果读者家中老人有谵妄症状，不妨阅读该书给出的具体建议和方法。

中南大学湘雅二医院老年医学科始建于 1961 年，是湖南省成立最早的老年医学专科，属湖南省老年综合征医学研究中心单位、国家临床重点建设专科。经过 60 余年的建设发展，该学科现已成为集医疗、教学、科研、保健、康复为一体的大型综合性学科。《守护老年健康》一书编写团队集结了该学科医护带头人及核心力量，成员均为相关医学领域资深专家，学识渊博，医术精湛，经验丰富，确保了图书的科学性和权威性。

2021 年 6 月 25 日国务院印发的《全民科学素质行动规划纲要（2021—

2035 年)》（以下简称《纲要》），将老年人列入五大重点科普人群，希冀通过实施"老年人科学素质提升行动"，"以提升信息素养和健康素养为重点，提高老年人适应社会发展能力，增强获得感、幸福感、安全感，实现老有所乐、老有所学、老有所为"。编撰、出版《守护老年健康》一书，无疑是把《纲要》相关举措落实到位的具体践行和担当。

《守护老年健康》一书所有参编专家同时也都是湖南省科普作家协会的会员，他们长期合作、无私奉献，共同组织编写、出版过多部医学科普图书，并屡屡获奖，广受欢迎。正是有了这样一群热心公益、热衷科普、热爱创作、热情四溢的医学专家的倾情投入，我们十分欣喜地看到，《守护老年健康》一书内容深入浅出、通俗易懂、图文并茂、音影俱全、案例精当，读来妙趣横生、引人入胜，颇具趣味性和普及性。

我已年逾花甲，退休也近一年，按旧时说法，已开始步入桑榆之年。说实在的，对我个人而言，欲延缓衰老、健康长寿、安享晚年，拥读《守护老年健康》，学习、掌握老年综合征相关的预防、保健科学知识，无疑受教良多、大有裨益。南宋理学家魏了翁填的《虞美人》词中有佳句云："浮云富贵非公愿，只愿公身健。更教剩活百来年。此老终须不枉、在人间。"健康幸福、长命百岁、颐养天年，是古往今来从帝王将相到平民百姓期盼的梦想和不倦的追求，也是社会文明发展、进步的真实体现。感谢《守护老年健康》一书的编撰、出版团队共同奉献科普佳品，祈愿天下老人松龄长岁月，鹤语颂永年。

是为序。

2022 年 4 月 8 日于北京

注：苏青，博士，研究员，国务院政府特殊津贴专家，全国新闻出版行业领军人才；现任中国青少年科技辅导员协会副理事长、科学传播委员会主任，中国科普作家协会荣誉理事；曾任科学普及出版社社长、中国科学技术馆党委书记等职。

健康长寿是人类永恒的追求。在过去的 100 年中全球预期寿命增加显著，我国自新中国成立至今预期寿命增加幅度更是高达一倍以上。"十四五"期间我国 60 周岁及以上老年人口占总人口比例将超过 20%，进入中度老龄化社会；预计到 2035 年老年人口比例达到 30%，到 2050 年接近 38%，同时 80 岁及以上的高龄老人到 2050 年将超过 1.1 亿，达到人口深度老龄化阶段，人口老龄化是我国未来相当长一个时期的基本国情。然而，健康寿命的增加却并不理想，目前我国老年人不健康生存（包括失能期）长达 8 年多，寿而不康、失能失智的现况亟需改善；让老年人活得更长、活得更好、活得更有尊严，是老年医学以及老龄工作面临的重大挑战。

2021 年 11 月发布《中共中央国务院关于加强新时代老龄工作的意见》（以下简称《意见》）提出的总体任务中，明确提出了"走出一条中国特色积极应对人口老龄化道路"，为新时代老龄工作指明了方向。中国特色积极应对人口老龄化道路的内涵，是在中国共产党的领导下，以人民为中心，把积极老龄观、健康老龄化理念融入经济社会发展全过程，大力弘扬中华民族孝亲敬老传统美德，依靠政府、市场、家庭、个人等多元主体责任共担，有效应对中国人口老龄化，是建设中国特色社会主义现代化国家、实现伟大复兴中国梦的重要组成部分。《意见》还提出，要扩大老年教育资源供给，将老年教育纳入终身教育体系，编写老年教育相关教材。《守护老年健康——常见老年综合征应对指导》就是由中南大学湘雅二医院老年医学科医护团队遵循该《意见》编写的一本老年健康科普书籍，是积极应对我国人口老龄化战略的一项具体行动。

老年综合征严重影响老年人的功能与生活质量，其发生是老年人生理功能逐渐衰退、老年衰弱逐渐发展的结果，并将进一步降低老年人的功能独立性，导致更加复杂的医疗管理以及失能失智。因此，需要让相关医护人员和老龄工作者、老年人及家人正确认识老年综合征，并将其纳入老年常见慢性病的管理计划。这些详细的老年综合征防控与照护方法，在繁忙的临床诊所与医院常常被忽视，从而常常使老年患者失去正确干预的最佳时机。老年人及其照护者如果能认识这些老年综合征，并学习一些简单有效的应对方法，无疑将提高老年人的生活质量，降低医疗成本，节约医疗、康复和护理费用。

编写团队由老年医学科临床一线的医疗、护理、保健以及心理、康复等领域的多学科专家组成。本书介绍了19个常见老年综合征以及与其密切相关的老年人不适当用药，内容涉及概念、原因、表现、预防、应对措施、案例等方面，内容科学、实用、通俗易懂，语言风趣诙谐，更有较多的案例和插图帮助大家理解。针对老年人理解能力以及视力、听力等方面的特点，一些操作性较强的内容还拍摄了指导教学视频，全书文字内容全部录制了音频，供读者朋友聆听。

谨向诸位朋友热情推荐！

刘幼硕

2022 年 4 月 8 日

注：刘幼硕，医学博士，中南大学湘雅二医院一级主任医师，教授，博士生导师，首批国家健康科普专家，湖南省老年医学领军人才，湖南省老年健康科学传播团队首席专家，入驻《人民日报》健康号名医。现任中南大学衰老与老年疾病研究所所长，中南大学老年医学学科带头人。

我国正处于快速老龄化时期，积极有效地应对人口老龄化，已成为一项重大的国家战略。随着我国老龄化持续加深，老年人的健康保健知识需求越来越大，老年健康教育已刻不容缓且任重而道远。老年综合征是指老年人由多种疾病或多种原因造成的非特异性的同一临床表现或问题，如跌倒、痴呆、尿失禁、谵妄、抑郁、疼痛等，这些症状会严重影响老年人的生活能力，并产生巨额医疗费用，消耗巨大医疗资源，是降低老年人生活质量的主要医学问题。据统计，在65岁以上老年人中老年综合征发生的概率已超过60%，80岁以上者甚至高达95%。老年综合征已成为老年医学领域的核心问题，也是其痛点与难点，更是值得大家共同关注并积极重视的共性问题。然而，我们国家对老年综合征概念的引入时间不长，老年群体自身及其照护者，甚至部分医务人员对它的关注度都还很不够，了解甚少。因此，普及老年综合征的相关知识，尤为重要且意义重大。

本书编写团队成员皆是湖南省科普作家协会的科普作家，均具有丰富的科普创作经验；来自中南大学湘雅二医院老年医学科（国家临床重点建设专科），长期从事老年医疗及护理工作，尊老敬老爱老、富有责任心。部分资历颇深的编写人员更是毕生致力于老年病的预防、保健、治疗、康复与照护工作，尤其在老年综合征诊疗护理方面积累了大量的临床实践经验。早在2018年，本书的编写团队就创作出版了《老年人健康教育手册——常见共性健康问题专家解答》一书，旨在指导从事老年健康管理相关工作者就老年综合征相关知识进行准确的健康宣教。2020 年，团队又紧跟临床需求精心打造了《老年护理学——老年综合征的评估与照护》，反响热烈，并已被中南大学湘雅护理学院纳入选修课程。

老吾老以及人之老，团队前期的两本书籍相对专业，都是给医学专业人士普及老年综合征的相关知识。而编写一本通俗易懂，供缺乏医学知识的老年人及其照护者阅读与指导实践操作的科普书籍，普惠天下老人，是团队的夙愿。于是，经过团队近两年的认真筹备与精心策划、倾力协作并悉心雕琢，这本《守护老年健康——常见老年综合征应对指导》终于应运而生，希望可以指导帮助读者尽早科学预防、正确认识和从容应对老年综合征，并争取尽早的干预机会，防止病情进一步发展，获得最佳的防治效果，从而提高老年人的生活质量，达到延年益寿的目的。

本书将最前沿科学理论知识与临床实践经验相结合，紧紧围绕 19 个常见老年综合征及不适当用药问题进行描述，每个问题独立成章，分别涉及问题的概念、原因、表现、预防、应对措施等方面。由于老年综合征涉及的临床症状广泛，各个老年综合征之间相互作用相互影响，我们在学习认识和理解老年综合征时应该抛弃传统的疾病思维，不能够"头痛医头脚痛医脚"，而应该将老年综合征看成是"大家庭里的兄弟姐妹"，即老年综合征的不同表现形式，不能割裂开来单方面诊治。老年人由于多病共存，不适当用药现象普遍存在，且其与多种老年综合征有着千丝万缕的联系，因此，本书增加了不适当用药章节。

本书的目标读者为中老年人及其照护者。鉴于此，团队在编写的过程中力求语言通俗易懂、简洁生动，对于一些难懂难记的专业知识，运用了比喻、打油诗、插图来帮助记忆和理解，部分操作性较强的内容则拍摄了教学指导视频，且全书文字内容均配有音频，旨在让读者通过多种方式轻松学习并理解掌握相关知识。

本书在编写审校过程中如有失误与疏漏，盼您斧正。

编 者

2022 年 4 月 8 日

目录

第十章

▶ 骨头流失、骨骼稀松——骨质疏松症　　085

第十一章

▶ 持续 6 周以上的皮肤瘙痒——皮肤瘙痒症　　095

第十二章

▶ 看不见的苦——慢性疼痛

103

第十三章

▶ 老年人慢慢变"傻"——老年期痴呆

113

第十四章

▶ 突然出现的脑子短路——谵妄

124

第十五章

▶ 莫须有的担心——焦虑

133

第十九章

▶ 食物进错门 / 吃东西呛住了——噎呛　　**169**

第二十章

▶ 用药不当风险大——不适当用药　　**181**

第一章

咽不下去、咽下困难

吞咽障碍

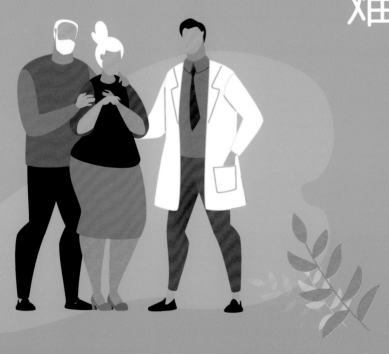

吞咽过程其实很复杂

我们每个人每天都需要吃饭、喝水，吃饭、喝水就需要吞咽，吞咽过程看似简单，其实很复杂。

吞咽是食物从口腔到胃的关键一环，需要口腔、咽、喉和食管等部位的肌肉精准配合来完成，而这一过程的总指挥位于大脑的延髓吞咽中枢。根据食物所处的人体部位不同，一般将吞咽过程分为以下三期：

首先是口腔期。

顾名思义，口腔期表示这段时间食物在口腔。在这个阶段，食物会刺激口腔和舌等器官，它们将信息传入大脑，于是大脑的吞咽中枢发出指令，指示下述一系列动作：咀嚼肌运动咀嚼食物，唾液分泌，舌运动参与搅拌食物，同时舌根与软腭接触，形成舌腭连接，避免食物过早进入咽部。通过这些活动，进入口腔的食物变成可以吞咽的食团；接下来，舌运动推挤食团向舌根运送。

其次是咽期。

咽期不受意识控制。舌运动将食团推送入口咽部后，会引起吞咽反射，咽部肌肉协调收缩导致咽腔自上而下逐渐封闭，继续推挤食团向下运送。因为食管和喉管相邻，此时喉腔闭合，防止食物误入喉腔。这个短暂的"咽期"，可在 1 秒内不知不觉地完成。

最后是食管期。

这是食团通过食管进入胃的过程，食管期同样不受意识的控制。此时，食团在食管蠕动推进力以及食团本身的重力作用下，需要 8 ~ 20 秒就可进入胃部。至此，吞咽过程基本完成。

吞咽障碍原因解密

下面，让我们来解密吞咽障碍的原因。

各种原因导致的下颌、双唇、舌、软腭、咽喉、食管等器官结构和（或）

功能受损，都会影响机体安全有效地将食物从口腔输送到胃内，这使得原本轻而易举的吞咽动作变得困难、痛苦，甚至影响健康和生命，这种情况就叫吞咽障碍。

吞咽障碍的主谋首推多种疾病，而年龄增加、器官老化则扮演了帮凶的角色。

神经系统疾病最容易导致吞咽障碍。这就好比一台电脑的中央控制系统和电路传输出了问题，这些问题包括：中枢神经系统疾病，如脑卒中（中风）、帕金森病、老年痴呆、脑外伤、大脑性瘫痪（脑瘫）、多发性硬化症等；神经肌肉接头疾病，如重症肌无力、肉毒中毒等。

其次，与吞咽相关的肌肉疾病或功能受损也可导致吞咽障碍，如多发性肌炎、硬皮病、肌萎缩侧索硬化、口咽部疾病（兔唇、舌切除、喉部切除或气管切开），以及口腔、鼻咽及头颈部放化疗后。

还有吞咽通道受阻（如贲门失弛缓症、食管肿瘤等）、精神心理因素（如抑郁症、癔症、神经性厌食症等疾病）也可导致吞咽障碍。

另外，随着年龄的增长，老年人吞咽肌群力量减弱、牙齿状况不佳、唾液分泌减少等多方面退化导致咀嚼和吞咽能力的下降，容易发生吞咽障碍。研究报道，社区老年人存在吞咽障碍者达 10% ～ 27%，养老院老年人发生率高达 40% ～ 60%，因此吞咽障碍是老年人常见的临床综合征。

 ## 案例：一次中风让刘大爷吃饭成了难事儿

刘大爷68岁，有高血压病，最高收缩压达 180 毫米汞柱（1毫米汞柱 =133 帕），但老人平日没有感到明显的不适，偶尔觉得头痛，就当感冒自行服药了事，就没把血压高这事儿放在心上，也没有服用降压药。有一天，刘大爷突然出现左侧肢体不能活动，随后人事不省，紧急送往医院，诊断为"脑出血"，也就是民间说的"中风"。经过一段时间的治疗，刘大爷清醒了，肢体活动也缓慢恢复，但令他苦恼的是，吃饭、喝水这些简单的事情都变得困难了，吃饭时感觉吞咽费力，一喝水就会呛咳。医生告诉他，这是因为中风导致了吞咽障碍。

案例解析：吞咽障碍在脑血管疾病的老人中非常多见，由于脑血管疾病影响吞咽中枢、运动感觉通路，导致吞咽障碍。

吞咽障碍危害不小

那么吞咽障碍有哪些危害呢？

首先，出现多种不适症状。

吞咽障碍发生后会出现多种症状包括流涎、严重呛咳、吞咽梗阻或疼痛、食物从口或鼻腔流出、进食费力、进食量减少、进食时间延长；需要频繁地清嗓，导致声音嘶哑等。

其次，导致许多棘手的并发症。

吞咽障碍可导致误吸。误吸指异物（固体或液体）意外地进入声门以下的呼吸道的过程，它是吞咽障碍最常见且需要即刻处理的并发症。食物残渣、口腔分泌物等误吸至气管和肺，导致肺部感染，严重者甚至出现窒息而危及生命。根据误吸发生后有无症状可以分为两类：一类是显性误吸，是指误吸发生后，立刻出现刺激性呛咳、气急甚至哮喘；而另一类是隐性误吸，误吸当时不出现刺激性呛咳、气急等症状，由于缺乏症状常被漏诊，但导致的危害并不会减少，仍然可以导致感染等并发症。

再次，导致脱水、电解质紊乱和营养不良。

机体的生理平衡有赖于正常的饮食。严重吞咽障碍的老人，若没有及时进行干预，就可能发生水盐电解质紊乱和营养不良。

最后，还可产生精神心理问题。

由于不能正常经口进食，患者外出就餐、日常工作及娱乐活动减少，容易产生焦虑、抑郁及社会交往障碍等。

自我测评吞咽障碍

那么怎么知道自己是否存在吞咽障碍呢？

老年朋友们可以通过简单的方法自测是否存在吞咽障碍。临床上，一般推荐采用 EAT-10 吞咽障碍筛查工具，通过评估 10 项吞咽障碍相关问题进行测评。

（1）我的吞咽问题使我的体重减轻。

（2）我的吞咽问题影响我外出就餐。

（3）我吞咽液体的东西会格外费力。

（4）我吞咽固体的东西会格外费力。

（5）我吞咽药物胶囊会格外费力。

（6）我吞咽时会觉得痛苦。

（7）我的吞咽问题会影响我进餐的愉悦感。

（8）当我吞咽时食物会卡在我的喉咙处。

（9）我吃饭的时候会咳嗽。

（10）吞咽让我觉得紧张、压力大。

以上 10 个问题每项计分方法为：没有问题为 0 分；问题较轻为 1 分；有问题为 2 分；比较严重为 3 分；非常严重为 4 分。

评分标准为：总分低于 3 分，表示无吞咽障碍风险；总分大于或等于 3 分，则提示有吞咽障碍风险；总分越高，提示吞咽障碍越严重。

吞咽功能训练有妙招

老年朋友通过测评，发现存在吞咽障碍，怎么办呢？

如果测评发现有吞咽障碍，老年朋友除了去医院进行康复治疗外，还可以自己做吞咽器官的运动训练，这些训练居家就可以完成，且简单、安全、非常有效。您一定迫不及待地想问：如何进行吞咽器官功能的训练？下面我们简单介绍几种方法：

第一种，唇部运动训练。

第一步，抿起嘴唇，说"嗯"，持续 5 秒，重复 5 次；

第二步，拢起嘴唇，说"呜"，持续 5 秒，重复 5 次；

第三步，说"衣"随即说"呜"，快速轮流发音，重复 5 ~ 10 次；

第四步，紧闭双唇，压住维持 5 秒，然后放松，重复 5 ~ 10 次；

第五步，压舌板（或薄木片）放嘴唇左边，用力夹紧，拉出与嘴唇对抗，然后放右边再做，重复 5 ~ 10 次；

第六步，双唇压着压舌板并用力紧闭，随即拉出压舌板，做抗阻力训练，维持 5 秒放松，重复 5 ~ 10 次；

第七步，将压舌板横放于两唇之间，紧夹住压舌板，避免用牙齿咬，在压舌板的两侧加阻力，维持 25 秒；

唇部运动训练

最后，闭紧嘴唇，发辅音"p"或"b"，加速唇的开启与闭合，重复 5 ~ 10 次。

第二种，下颌、面部及颊部运动训练。

第一步，把口张开至最大，维持 5 秒，然后放松，重复 5 次；

第二步，将下颌向左右两边移动，维持 5 秒，然后放松，重复 10 次；

第三步，把下颌移至左 / 右边，维持 5 秒，然后放松，重复 10 次；

第四步，张开口说"呀"，动作要夸张，然后迅速合上，重复 10 次；

最后，紧闭嘴唇鼓腮，维持 5 秒后放松，再将空气快速地在左右面颊转移，犹如漱口动作，重复 5 ~ 10 次。

> **训练要点总结：** 先把大嘴张，下颌左右移动紧跟上；说"呀"，要夸张，快速嘴闭上；用力鼓腮帮，空气漱口来收场。
>
> **训练口诀：** 张嘴—移下颌—说"呀"—闭嘴—鼓腮—漱口。

下颌、面部及颊部运动训练

第三种，舌及软腭的力量运动训练。

舌及软腭的力量运动训练分为基本运动、抗阻运动、快速发单音节以及压力和温度刺激。

❖ 基本运动

第一步，舌尽量伸出口外，维持 5 秒，然后缩回，放松，重复 5 ~ 10 次；

第二步，用舌尖舔唇一圈，重复 5 ~ 10 次；

第三步，舌尽量贴近硬腭向后回缩至口腔内部，维持 5 秒后放松，重复 5 ~ 10 次；

第四步，张开口，舌尖抬起到门牙背面，维持 5 秒后放松，重复 5 ~ 10 次；

第五步，舌尖伸向左唇角，再转向右唇角，各维持 5 秒，然后放松，重复 5 ~ 10 次；

第六步，将舌伸出，快速舔左右唇角，重复 5 ~ 10 次；

最后，快速地伸舌缩舌，重复 5 ~ 10 次。

> 训练口诀：伸舌舔唇—舌顶天花板—舌抵门牙—舌尖舔嘴角—伸舌缩舌。

❖ 抗阻运动

第一步，伸出舌，用压舌板压向舌尖，让舌尖抗阻力，维持 5 秒，重复 5 ~ 10 次。

第二步，伸出舌，舌尖向上，用压舌板压向舌尖，抵抗压舌板阻力，维持 5 秒，重复 5 ~ 10 次。

第三步，把舌尖伸向左唇角，抵抗压舌板阻力，维持 5 秒，随即把舌转向右唇角，对抗压舌板阻力，维持 5 秒，然后放松，重复 5 ~ 10 次。

❖ 快速发单音节

第一步，发"t"或"d"音，训练舌尖与牙槽嵴快速的接触与收缩，重复 5 ~ 10 次；

第二步，发"ch"音，促进舌与软腭中部的接触；同样发"s"或"sh"音，促进舌与软腭侧面的接触，帮助舌头形成凹陷，重复 5 ~ 10 次；

第三步，发"k"或"g"音，促进舌向后运动及与软腭的接触，重复5～10次。

❖ 压力和温度刺激

运用压力和温度刺激，促进舌部感觉：将冰棉签分别放在舌尖、舌体和舌根上，轻轻往下压，嘱患者将棉签抬起。

舌及软腭的力量运动训练

科学照护吞咽障碍老人

家有吞咽障碍老人，怎么做好照护？

照护吞咽障碍老人时，应关注吞咽的安全以及膳食营养。通过调整食物性状、吞咽姿势等尽可能避免食物残留和误吸，同时选择营养均衡又符合个人喜好的食物，让老人能安全地享受美食乐趣，减少营养不良风险。可以从以下几方面着手：

首先，要做好口腔护理。

口腔护理可以保持口腔处于一种舒适、洁净、湿润的状态，降低误吸导致吸入性肺炎的风险。居家老人可以采用以下两种口腔护理方法。

护理方法一——含漱法：适合吞咽功能基本正常的老人，可以选择淡盐水或其他适宜的漱口液漱口。

护理方法二——冷热口腔刷洗：此方法是通过对老人口腔肌群的冷、热刺激，在清洁口腔的同时，早期介入口腔运动，有效地促进口腔肌肉的训练。

其次，营养搭配要合理。

为老人选择和搭配合适的食物种类，注意营养全面、均衡，同时结合个人口味喜好。

再次，要调整食物的性状。

食物的性状影响吞咽过程，通过调节食物的性状，可以让部分吞咽障碍的老人安全有效地进食。理想的食物性状为：密度均匀、黏度适当、有一定硬度，不易松散，通过咽部时易于变形且不易残留。可以通过以下方法调整食物性状：

方法一，将硬的变软。对于老年人来说，由于咀嚼和吞咽功能衰退，有些固体食物难以咀嚼、咀嚼后难以形成食团、难于吞咽。我们可以将这些固体食物如蔬菜（土豆等）、肉类（猪肉等）、水果（苹果等）加工成蔬菜泥（土豆泥）、肉泥（猪肉馅）、果泥（苹果泥等），这样的性状可以降低食品的咀嚼难度，让吞咽障碍老人经过少量咀嚼或无需咀嚼即可将食物吞咽。

方法二，将稀的增稠。由于老年人吞咽肌群的协调能力下降，加上液体的流速非常快，因此有吞咽障碍的老年人在饮用液体时，没有足够的时间协调吞咽肌群的收缩和舒张，没有及时封闭呼吸通道和打开食物通道，容易造成误咽或误吸。所以在液体（如水、饮料、果汁、牛奶）中加入增稠剂（如淀粉类增稠剂、黄原胶类增稠剂及凝胶类增稠剂等），增加液体的黏稠度，减缓液体流动速度，可以让吞咽障碍老人有足够的时间进行吞咽。

方法三，不推荐吞咽障碍老人食用未经增稠剂加工处理的米糊、芝麻糊等糊状食物（图1.1），因为糊餐的分散性太大，容易在口咽腔有较多残留。如果没有及时清除口咽腔残留，容易造成误吸，增加吸入性肺炎的风险。

方法四，避免固体和液体混合在一起食用，避免进食汤泡饭、开水泡饭、鸡蛋汤等固体和液体混合在一起的食物（图1.1）。

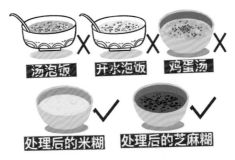

图1.1　吞咽障碍老人食物选择

然后，要注意进食方法。

注意进餐环境和选择合适的餐具。进餐环境尽量安静、明亮，为老人选择适宜的羹匙、碗、杯子、吸管等餐具。

注意进食量。调整每次进入口腔的食物量，目的在于促进食团形成、食团推送，以及顺利进入食管。进食一口量推荐以 5 ~ 20 毫升为宜，必要时可在医护人员的帮助下确定合适的一口量。

注意调整姿势。老年人进食时尽量选择坐位或半卧位（图 1.2）。长期卧床老人必须在床上进食，首先在老人的腰背、膝下各垫一个软枕，再将床头摇高 30°~ 60°，这样可以保持姿势稳定，不易下滑；再用枕头将头部垫起 80°~ 90°，使头部处于较高位置。这样下颌内收，颈部处于放松状态，有利于喉上抬。在吞咽食物时会厌软骨及时盖住呼吸道，食团顺利进入食管，利于吞咽。如果头部平躺不垫高，在吞咽食物时，喉上抬困难，会厌软骨不能及时盖住呼吸道，食团就容易进入气管形成误吸，不利于吞咽。

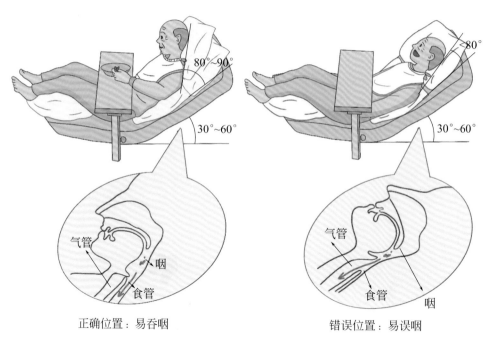

正确位置：易吞咽　　　　　　　　　错误位置：易误咽

图1.2　半卧位进食姿势

最后，进食时严密观察，掌握窒息的紧急处理。

吞咽障碍的老人经口进食最危险的情况就是窒息。因此照护者在老人进餐时应严密观察，注意辨识窒息的先兆并及时给予有效处理。

第二章

胃肠『怠工』
消化不良

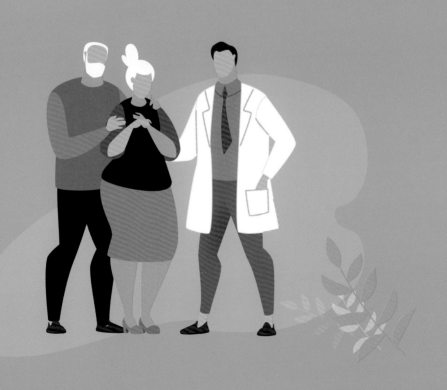

消化吸收"流水线"

先来认识一下食物消化的两大"神器"——消化道和消化腺。

我们吃进去的食物需要经过充分的消化和吸收才能被人体所利用，消化系统就是负责该项任务的"大工厂"。消化系统由消化道和消化腺（图2.1）两部分组成。消化道是一条长长的管道，包括口腔、咽、食管、胃、小肠、大肠和肛管。消化腺包括唾液腺、肝脏、胰腺等，负责生产消化液，帮助食物消化。消化的过程包括物理消化和化学消化两部分，食物在消化道被机械地磨碎磨细属于物理消化过程，而化学消化是在消化液的帮助下将食物进一步分解为人体可直接吸收的物质。

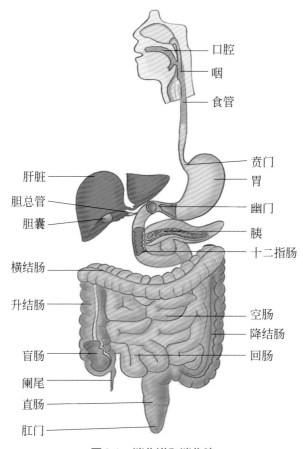

图2.1　消化道和消化腺

口腔是食物消化的"1号车间"。

食物的消化始于口腔，包括牙齿、舌头等合作将食物切碎、搅拌（物理消化）和唾液对食物的分解（化学消化）。唾液中含有多种消化酶，可以对食物进行化学消化。我们在慢慢咀嚼馒头时会觉得馒头很甜，这是因为馒头的主要成分是淀粉，而唾液中含"唾液淀粉酶"，可以把淀粉分解成麦芽糖。

胃是消化的"最大车间"。

食物通过口腔的消化变成食团，随后通过咽和食管进入胃部。胃是消化道最膨大的部分，容量大约有1.5升。胃壁弥漫分布许多消化腺，一个成年人每天要分泌2～3升左右的胃液，这些胃液主要包括：盐酸（消毒，杀死食物中的病菌）、胃蛋白酶（将蛋白质分解为多肽）、黏蛋白液（保护胃内壁不被盐酸腐蚀）等。胃像一个磨坊，有食物它就不断地蠕动，将食物磨碎，再加上胃液里的盐酸、胃蛋白酶等对食物进行初步消化，食物在这里发生物理消化和化学消化后面目全非，最终变成了粥样的"食糜"。胃就这样不断地接受、处理加工原材料，之后将其推送到小肠。

小肠"肩挑"消化和吸收双重重任。

小肠既是负责消化的场所，也是吸收营养物质的主要场所。小肠蠕动对食糜进行物理消化，同时通过肝脏分泌的胆汁、胰腺生产的胰液以及自身分泌的肠液对食物进行进一步化学消化，通过这些工序，食物也就消化得差不多了。小肠黏膜有许多皱褶，被绒毛和微绒毛覆盖，形成了巨大的吸收面积，小肠将营养物质和水吸收，输送到身体各处，而食物残渣、部分水分和无机盐等则被推入大肠。

大肠负责"收尾检场"。

大肠把小肠运送过来的残渣再"检查"一遍，将水、无机盐和部分维生素吸收，最后把不要的废渣形成粪便，通过肛门排出体外。

胃肠消极"怠工"的后果

所谓消化不良是指食物在上述物理和化学消化的过程中因为某个环节出了问题，出了"不合格产品"，达不到被机体吸收的要求。要么长时间积在胃肠道，要么很快被"请"出体外。一旦消化不良，老人会出现餐后异常饱胀感、早饱感（吃一点点食物就感到腹胀，饭量明显减少）、嗳气、恶心、呕吐、上腹痛、上腹烧灼感、腹部胀气，甚至腹泻等不适症状。

区分器质性和功能性消化不良

　　老年人的胃肠也会"倚老卖老"，消化不良的发生率随增龄而升高。调查显示，每 4 位老年人中，就有 1 位存在消化不良。根据病因分为器质性消化不良和功能性消化不良。器质性消化不良是指通过一些检查手段能明确发现病因，换句话说，消化不良发生得"明白坦荡"，譬如消化性溃疡、胃肠道肿瘤、胰腺疾病等，这些消化不良患者可能会合并呕血、黑粪、贫血、体重下降、吞咽困难、淋巴结肿大或腹部肿块等症状或体征。这都是身体拉响的警报，提醒老年人得尽快去看医生了。功能性消化不良则不那么"坦荡"，无法找到明确的疾病。比如有些老年人抱怨，做了一堆检查都没啥问题，怎么吃一点东西就觉得肚子胀？这很可能就是患上了功能性消化不良。以下这些因素可能会使老年人易患功能性消化不良。

　　● **胃肠动力障碍。**胃肠蠕动减弱、节律紊乱，导致胃排空延缓。

　　● **胃酸分泌异常。**传统观念认为老年人胃酸分泌减少，但事实并非如此，研究发现绝大多数老年人仍有良好的泌酸能力，甚至有些老年人会代偿性增加。

　　● **精神心理因素。**老年人退休后社会角色变化，出现心理疾患者明显增加，而消化不良症状迁延不愈又会加重精神心理负担，二者相互影响，形成恶性循环。

　　● **幽门螺杆菌感染。**幽门螺杆菌感染容易导致胃部疾患，诱发胃肠动力障碍、增加胃酸分泌、增强内脏敏感等多个环节促进消化不良的发生。老年人感染幽门螺杆菌的概率高于中青年人。

　　● **其他因素。**可能也与生活方式、饮食结构、老年人消化酶分泌减少等因素有关。

吸收不良的前因后果

经过充分消化后，食物中约 95% 的营养物质在小肠被吸收，因此，当小肠疾患影响黏膜吸收、手术切除导致吸收面积变少或各种原因导致食物没能充分消化等情况，都容易出现吸收不良。下面，让我们来说说有哪些因素可引起吸收不良。

● **乳糖不耐受。**乳糖是乳类中最主要的糖，是由葡萄糖和半乳糖组成的双糖，需要乳糖酶将其水解成单糖，才能被小肠吸收和利用。当人体内缺乏足够的乳糖酶，摄入的乳品或乳制品中的乳糖不能在小肠内被完全消化和吸收，剩余的乳糖就会直接进入大肠，在大肠菌群的作用下发酵，从而出现腹胀、腹泻等症状。有的人在摄入牛奶等乳制品之后，会出现不同程度的腹胀、腹泻等情况，这可能是乳糖不耐受。约 90% 的亚洲人都有不同程度的乳糖酶缺乏。这种情况怎么办呢？对于乳糖酶绝对缺乏的患者，避免食用含乳糖的乳制品（如牛奶、冰淇淋和奶酪等），而部分缺乏的患者可以采用少量多次的方法，譬如把一杯奶分成 2 ～ 3 次喝，也可以补充乳糖酶帮助消化。

● **各种胃肠道疾病。**许多疾病影响小肠对多种营养物质的吸收。比如克罗恩病，它是一种胃肠道的炎症或溃疡性疾病，好发于小肠，从而导致吸收不良综合征。胰腺炎或胆结石时，由于缺乏胰脂肪酶或胆汁导致脂肪不能充分消化，脂肪及脂溶性维生素不能吸收而出现脂肪泻。脂肪泻的特点是大便量多，色淡，呈棕色或黄色、灰色，大便不成形，味恶臭，表面有油腻状的光泽或呈泡沫状。

知道了引起吸收不良的原因，下面来说说食物营养吸收不足的后果。

食物营养无法吸收或只能吸收很小部分，机体缺乏营养，却只能眼巴巴地"看着"这些营养被当作垃圾处理。患者常有腹泻、腹痛，时间久了会出现体重减轻及各种营养不良的症状。当缺乏维生素 B_{12}、叶酸或缺铁时导致贫血。钙缺乏会导致骨软化和脱钙。维生素 A 吸收不足会导致视力下降、夜盲以及皮炎等。

促进消化有技巧

老年人功能性消化不良虽容易出现，但有预防的招数。下面推荐几个小技巧，可帮助老年朋友改善消化功能，以缓解消化不良症状。

第一，注意进食顺序，即先汤、蔬菜，后饭肉。

汤应该放在饭前喝，而不是餐时或者餐后。另外，建议老年朋友吃饭的时候先吃蔬菜再吃肉，与肉相比，蔬菜是比较好消化吸收的，如果先吃肉的话，会让胃不容易消化之后进入其内的食物，从而引发消化不良。

第二，清淡饮食，少吃辛辣，少吃油，可常吃萝卜、粗粮。

老年人饮食尽量清淡。辛辣食物对胃肠道刺激大，油脂太多不利于消化，应少吃。粗粮能促进胃肠蠕动，萝卜理气增强消化功能，都可以适当吃一些。

第三，可做简单易行的口腔操。

口腔操能刺激口腔神经末梢，增加唾液分泌，帮助食物初步消化。那么口腔操怎么做呢？先取舒适坐位，调整呼吸，用舌尖顶住上颚，再用力将舌头伸出上唇外，左右上下活动数次。建议每天坚持，早晚训练各 3 次。

第四，进食时要细嚼慢咽。

口腔机械研磨是消化流水线的第一关，这里偷懒了，后面胃的负担就重了，整个消化过程效率自然就降低了；细嚼慢咽的同时还能让人觉得是在享受美味，因而促进唾液的分泌，帮助消化。

第五，餐后适当活动，如百步走的同时可以轻轻地揉腹。

若老年人能坚持在饭后散步半小时左右，是非常有益的。俗话说"饭后百步走，活到九十九"，就是这个道理。

另外，可以在散步的同时配合揉腹动作，以适当的力度顺时针按揉脐周及整个腹部，可促进消化液分泌及胃肠道的血液循环，增强消化功能。

第六，就餐环境和情绪很重要，要避免怒、悲、忧愁。

注意就餐时的情绪和环境，饭后可听听音乐。进餐时应保持轻松愉悦的心情，选择温馨舒适的环境。此外，有研究发现，人们若在饭后去欣赏音色优美、节奏舒缓的音乐，能起到刺激大脑中枢神经，加快血液循环并改善胃肠蠕动和促进消化液分泌的作用。

第七，建议餐后饮 1 杯酸奶。

酸奶中富含益生菌和乳糖酶，有改善食欲、保护胃肠黏膜及调节肠道菌群等多重作用。因此，建议老年朋友在饭后进食 1 杯酸奶，以促进消食。

请"药物帮工"助消化

消化不好有时可以请"药物帮工"。助消化药物是外来"帮工"，能够起到促进胃肠消化过程的作用，消化酶分泌不足或缺乏是老年人消化不良的重要发病因素之一，补充消化酶制剂是治疗老年人消化不良的基本措施。因此，各种消化酶制剂便成为了助消化药的主力，常用的有胰酶肠溶胶囊、复方消化酶胶囊、多酶片、复方阿嗪米特肠溶片和米曲菌胰酶片等，它们品种较多，但各有侧重，各自的适用范围、不良反应和禁忌证都不尽相同，均需要在专业医生的指导下正确选用，才能保障其既安全又有效。

食疗助消化安全又可靠

食疗养生安全又可靠，因而很受老年朋友的青睐。的确，"药食同源"，许多食物同样具有促进消化、改善症状的作用。比如下面这些食物就是不错的选择：

● **白菜。**富含膳食纤维，不但能起到润肠、促进排毒的作用，还能刺激肠胃蠕动，促进大便排泄，帮助消化。中医认为，白菜还有解热除烦、养胃生津、通利肠胃、利尿解毒等作用。

● **陈皮。**可以增加胃液的分泌，促进胃肠蠕动，改善消化功能。

● **西红柿。**其中所含的番茄红素能协助胃液消化脂肪。

● **苹果。**其中的鞣酸、有机碱等物质具有收敛作用，所含果胶可吸收毒素，可用于单纯性的轻度腹泻的止泻。而另一方面，苹果中的膳食纤维可刺激肠道蠕动，加速排便，所以苹果拥有既能止泻又能通便的神奇效用。

第三章

营养不良

「好东西」不能科学、合理吸收

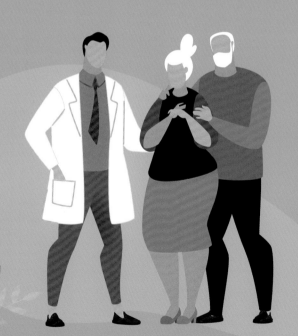

维持生命的营养素

人体需要的营养素包括蛋白质（肉蛋奶类）、碳水化合物（糖类）、脂肪、维生素、无机盐、水、膳食纤维七大类。通常，根据机体对各种营养素的需要量或者体内含量的多少，可将营养素分为宏量营养素和微量营养素。人体对宏量营养素的需要量较大，蛋白质、碳水化合物和脂肪属于宏量营养素，宏量营养素可经体内氧化产生能量，又被称为"产能营养素"。相对于宏量营养素而言，人体对微量营养素需要量较少，微量营养素包括无机盐和维生素。需要特别提醒的是，人体虽然对微量营养素需要量不大，甚至极少，但是微量营养素却具有超级强大的生物学作用，人体若缺少或不足，往往导致或加重某种相关疾病的发生与发展。

食物的营养价值不仅仅取决于其中某种营养素含量的高低，整体的营养素组成和配比也很重要。而微量元素的补充和摄入往往是容易被忽视的。

俗话说"民以食为天"，科学膳食是一门复杂的学问，如何从每天的饮食中摄入人体需要的营养素，保证机体需要，老年朋友可以参考2022版《中国居民膳食指南》推荐的平衡膳食宝塔（图3.1）。

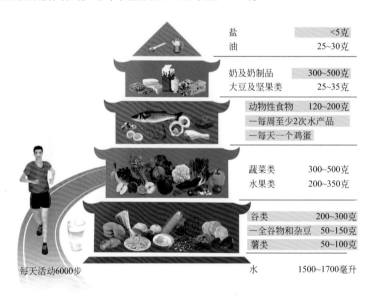

图3.1 中国居民平衡膳食宝塔
[引自：《中国居民膳食指南（2022）》]

营养不良不只是消瘦的问题

2015 年，欧洲临床营养和代谢学会将营养不良特定为：个体能量及衡量营养素摄入不足、吸收或利用障碍导致的一种状态。

那消瘦（图 3.2）是不是等同于营养不良？实际不是，营养不良不只表现为消瘦，还有其他表现。

也有人认为肥胖的人就一定是营养过剩，其实不然，根据《2016 年全球营养报告》，肥胖的人更容易出现营养不良，其原因与肥胖的人的营养需求更高，并且容易发生脂肪和糖类的代谢紊乱等因素有关。关键的问题是，我们要区分能量过剩与营养过剩的差异，肥胖的人饮食结构往往不太合理，吃得很多，但吃得不好，出现能量过剩但营养素却没有达标。

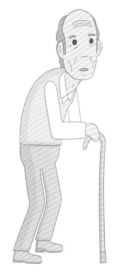

图3.2 消瘦老人

老年人营养不良多指营养不足

我们通常所指的老年人营养不良，多是指发生在老年群体的营养不足。老年人由于身体机能的减退，营养素摄入和吸收减少，且常合并各种急性或慢性疾病，消耗增多，这种入不敷出往往导致营养不良的发生。营养不良在老年人中比较多见。有研究报道，在社区及居家老年群体中营养不良的发病率约为 15%，而老年住院患者则高达 50% 以上，且常常被忽视，严重影响了老年人的生活质量及生命健康。

营养不良伤身罪状多

营养不良的老年人身体虚弱、精神状态差、贫血、机体免疫力低下、抗感染能力降低，会加重已有病情或延缓疾病康复，同时增加跌倒、骨折和肌少症等发生的风险。营养不良对老年群体的器官功能危害甚大，严重影响其生活质量。下面我们来看看营养不良都有哪些危害：

- 可导致呼吸肌萎缩，影响呼吸效率。
- 可导致心动过缓、低血压及心排血量下降。
- 可导致消化吸收障碍。
- 可导致贫血。
- 可使肾小球滤过率降低。
- 使机体抵抗力下降，易发生感染，且难控制，伤口愈合时间延长。
- 可有肌少症、肌无力等，导致行动障碍，使跌倒和骨折的风险增加。
- 如果伴有慢性疾病，会造成疾病迁延不愈，甚至死亡的严重后果。

 ## 案例：牙疼居然导致了营养不良

> 王阿姨，80岁，原体型微胖，近期因牙齿反复发炎，就只喝点稀饭打发了，慢慢地，她出现头昏、乏力、精神不济等不适症状，体重逐渐下降，自己以为得了很严重的疾病，不敢去医院就诊，进而睡眠变差、食欲减退，前述症状越发严重，儿子回家探亲陪同王阿姨就诊，做了全面、系统的检查，并未发现有不治之症，只诊断为老年人营养不良。

案例解析： 都说"人是铁，饭是钢，一顿不吃饿得慌"。80岁高龄的王阿姨正是因为口腔疾患导致进食减少，时间一长出现了营养摄入不足，因而出现了精神萎靡等症状，进而又导致王阿姨的疑病心理，于是出现睡眠障碍，食欲进一步减退，消瘦症状接踵而至。

简单方法筛查营养不良风险

既然营养不良对老年群体危害这么大，那么怎么尽早知道是否存在营养不良？老年人的营养评估主要从进食能力（吞咽和咀嚼）、膳食情况（数量和种类）、人体指标测量（身高、体重、体重指数、皮褶厚度和小腿围等）及生化指标（白蛋白、前白蛋白）、有没有合并重大疾病或心理障碍、最近三个月体重下降的情况等方面进行综合判断。

机体在即将发生或已发生营养不良时会出现一些预警现象，应高度警惕，及时带老人就诊。近一周进食量严重下降或近一个月进食量减少一半及以上，或因某种原因无法经口进食；近期体重下降明显，消瘦；体重指数（BMI）不达标：BMI= 体重（千克）除以身高（米）的平方，18.5 ~ 23.9 为正常范围，小于 18.5 判为消瘦，对于老年人则不宜低于 20。

远离营养不良，谨记以下几条

越早防治老年人营养不良，效果越好。合理膳食是预防营养不良的关键所在，并且能帮助老年朋友恢复良好的营养状态，可以从以下方面入手，且应牢记：

首先，定期体检，有病早治。

老年群体中消化道疾患及肿瘤的发病率增高，这些疾病容易导致营养不良，因此，早期发现相关疾病并及时治疗，是防治营养不良的重要措施。

其次，平衡膳食，增加蛋白质摄入。

合理膳食的关键，在于摄入充足的蛋白质，尤其是优质蛋白，如瘦肉、蛋、奶、大豆等食物。如果是素食者则应适当增加奶、蛋、大豆及其制品的比例。每天进食鸡蛋 1 个、动物性食物 120 ~ 200 克、牛奶 300 ~ 500 毫升、豆制品适量，基本就能满足一天蛋白质的需要量，建议每周至少进食 2 次水产品。如蛋白质摄入不足，可在营养师的指导下适量补充乳清蛋白粉。建议老年朋友在选择食物的时候，应注意种类搭配，尽量做到营养均衡，吃饱的同时也要吃巧吃好（图3.3）。

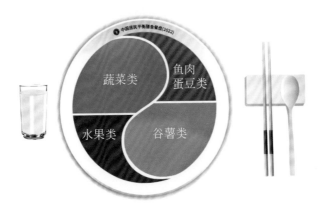

图3.3　中国居民平衡膳食餐盘
[引自：《中国居民膳食指南（2022）》]

再次，补充无机盐、维生素，实现均衡营养。

无机盐及维生素的长期缺乏，会导致一些疾病的发生，老年人尤其要注意补充，如维生素 B_1、维生素 B_2、维生素 D、维生素 K、维生素 A、叶酸、钙、铁等。应多吃蔬菜和水果，适当摄入粗粮、杂粮和坚果。必要时可选用营养补充剂（多种维生素）。

最后，保证和提高膳食摄入量。

可尝试少量多餐，循序渐进。建议自制营养素密度高的食物，如在煮粥时放入肉末和蔬菜，或加入各种粗粮、坚果等。

必要时使用口服营养补充剂

对于存在营养不良风险和营养不良的老年人，应努力去除诱因，并积极进行科学合理的营养支持。尤其是需要迅速纠正营养不良状态时，口服营养补充剂（图3.4）被视为优选。

口服营养补充剂是指除了正常食物以外，用特殊医学用途（配方）食品经口摄入以补充日常饮食的不足，其中蛋白质、碳水化合物、脂肪、无机盐和维生素等营养素搭配合理，因而能提供均衡的营养素以满足机体的需要，是一种有效的营养支持方式。

　　口服营养补充剂包括全营养素标准食物、特殊疾病的全营养素标准食物和非全营养素食物三大类。在使用前，需要由专业医师或者营养师对老年朋友的营养不良风险或状况进行筛查和评估，并综合考虑机体的代谢状态、合并疾病的类型和严重程度、适宜经口进食的量等因素，以选择恰当的种类及剂量；并严格遵循个体化、循序渐进的原则。可在营养师的指导下选择按配比调制后直接饮用、分次口服或加入日常饮食中。浓度应根据各种不同类型而定，由稀到浓，视老人的胃肠适应性调整，温度一般以40℃左右为宜。

　　需要提醒老年朋友的是，在服用营养补充剂时，应注意定期到医院进行营养状态的评估，了解营养改善的效果，必要时调整营养支持方案。

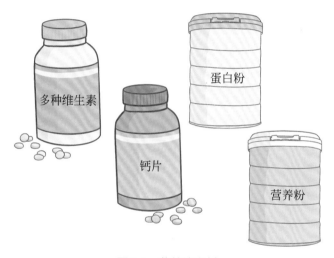

图3.4　营养补充剂

第四章

排便不痛快——便秘

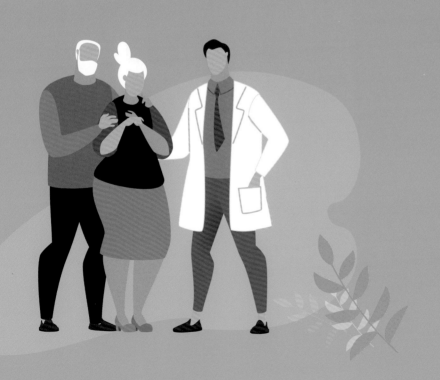

大便的"来路"与"出路"

首先，我们一起来了解一下大便是怎么来的。

我们吃进去的食物经过胃的一路研磨，改头换面成了食糜，这些食糜一路向下，"行走"在小肠内，营养和水分被吸收，剩下的不被吸收的残渣就往下交给大肠。大肠的主要职责就是"收尾"，将小肠没有吸收的无机盐和水分吸收入人体，剩下的废物就被称为大便，之后大便被缓慢地往下推送到直肠。大肠管腔比小肠的要粗大，同时大肠也没有小肠那么勤快，它蠕动起来很慢，每天有"声势"的运动也就那么 3 ~ 4 次，因而大肠的另一任务就是储藏大便。

然后，我们来看看大便是怎么被排出体外的。

大便的必经之路就是直肠。一般情况下直肠是空的，当大便到达直肠后，直肠就会"通知"大脑，请示大脑要求排出去，这时候就产生了便意。大脑接到大肠的信息后经过初步分析，认为环境符合要求，时间也没问题了，就会通知有关"部门"，如直肠的内括约肌、外括约肌（肛门）等，命它们有的加强收缩把大便往外赶，有的舒张将门打开，必要时安排膈肌、腹肌帮忙，大家齐心协力将大便排出体外。

◇ **别以为排便很简单**

排便过程中需要腹部肌肉、直肠、肛门括约肌和盆底肌肉有效地协调运动，共同配合完成，任一环节都不能掉链子。在此过程中，直肠扮演着重要角色，当直肠推进力不足、感觉功能下降，不能及时通知"各部门"协作，干硬的大便就出不来，于是便有排便费力费时、排便不尽感，甚至需手法辅助排便。有时明明有便意，感觉直肠肛门附近有大便，但就是拉不出来。这就不能怪前面的肠子动力不够了，问题出在出口附近，医学上称为功能性排便障碍，既往称为出口梗阻型便秘。

> **◇ 你不把排便当回事儿，它就给你颜色看**
>
> 　　人们常说一心不能二用，排便也是如此。很多人不把排便当回事儿，喜欢边排便边看报纸、听广播等；有的因工作过忙、情绪紧张、旅行生活等，排便不定时，使已到了直肠的粪便返回到结肠，拖延大便时间，把大便当作无关紧要、可早可迟的事，忽视定时排便的习惯；患有肛裂和痔疮等肛门疾病、恐惧疼痛、害怕出血、不敢大便而拖长大便间隔时间。这些都可能使直肠壁上的神经细胞对粪便进入直肠后产生的压力感受反应变迟钝，使粪便在直肠内停留时间延长而不引起排便感觉，形成习惯性便秘。

　　肠道（蠕动）、足够的食物残渣刺激、粪便水分含量适中，这是保证粪便能按时到达直肠的重要因素，能否在适当的时候将符合要求的粪便送到直肠排出去，与便秘的发生与否关系非常密切。结肠很喜欢吸水，残渣在里面待的时间越久，其中的水分被吸走得就越多，粪便越干燥，就越难往下推动，形成恶性循环，便秘的发生就在所难免了。

正常排便与便秘

　　一个正常进食的成年人一般每周至少排 3 次大便。大便的正常形状是表面有裂纹的软香肠形状或软香蕉状，其中含有残渣垃圾和水分，水分含量的多少决定了大便的干硬度。

　　排便困难，每周大便次数不到 3 次，粪便干硬难以排出即为便秘。如图 4.1 所示，大便呈坚果羊屎状或干硬块状为便秘。

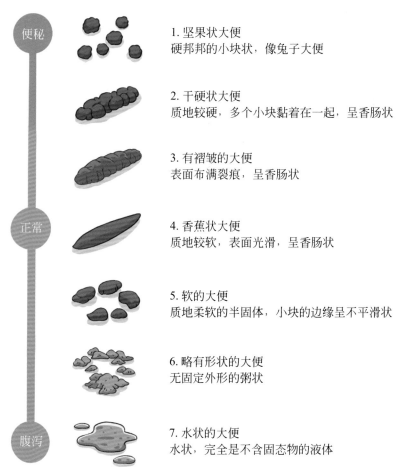

1. 坚果状大便
硬邦邦的小块状，像兔子大便

2. 干硬状大便
质地较硬，多个小块黏着在一起，呈香肠状

3. 有褶皱的大便
表面布满裂痕，呈香肠状

4. 香蕉状大便
质地较软，表面光滑，呈香肠状

5. 软的大便
质地柔软的半固体，小块的边缘呈不平滑状

6. 略有形状的大便
无固定外形的粥状

7. 水状的大便
水状，完全是不含固态物的液体

图4.1　布里斯托大便分类法

判断便秘有"四看"

怎么判断是不是便秘了？可以从以下"四看"入手：

一看排便的次数。

每周少于 3 次。

二看排便是否困难。

费时费力排不尽，每 4 次排便出现 1 次（1/4），且这种情况至少持续

2 周以上。

三看大便软硬度。

大便干燥、坚硬，有时候拉出的大便像"羊屎"。

四看大便形状。

有位叫布里斯托的专家将大便的形状分为了 7 种形态，其中的 1 型和 2 型就是便秘；3 型、4 型正常；5 ～ 7 型可能为腹泻（图 4.1）。

便秘判断口诀：

> 每周次数少于三；
>
> 费时费力排出难；
>
> 便便干硬不再软；
>
> 形似羊屎小团团。

区分器质性和功能性便秘

引起便秘的因素归纳起来有两种：躯体器官或系统有明确的疾病引起的便秘，如肠管肿瘤、腹腔内巨大肿瘤、慢性炎症、巨结肠症、过敏性结肠炎、大肠憩室炎、手术后并发的肠粘连，这些情况下疾病是主谋，便秘是表象，谓之器质性便秘；反之，机体没什么大病，是人为因素打破了排便的常态，在人为因素解除恢复正常后，便秘也会逐渐好转，谓之功能性便秘。

 案例：便秘瞅准了少吃少动的张阿姨

> 张阿姨 60 多岁，平常身体健康，能吃能睡，喜爱运动，是广场舞的骨干成员。前些天因脚受伤住院了，由于暂时不能下床，如厕不方便，张阿姨决定少吃少喝以省点麻烦。结果张阿姨

一连好几天都没排便。起初还没什么感觉，可是到了第6天，虽觉得有便意，可费了很大的劲都没能拉出来。此时的张阿姨腹胀难忍，痛苦万分，最后经过医生灌肠得以解决。

案例解析：张阿姨就是典型的功能性便秘，因为饮食不规律，进食少，饮水少，运动减少，导致粪便不能按时到达直肠，该排便时没有大便的刺激，大肠只得"待业"，时间久了干脆"偷懒打盹"，对大便的刺激反应不那么敏感了。大便出不去，留在肠子里，大肠拼命地将本来就不多的水分吸干，粪便在肠道内待的时间越长，水分就被不断吸收，大便自然又干又硬，排便就会变得很费力，张阿姨自然腹胀难耐。本来，张阿姨想省点麻烦，却导致了更大的麻烦！

便秘最喜欢缠上老年人

因为老年人的身体状态和生活习惯等存在着诸多特殊的情况，便秘可能会经常发生。

一个重要的原因是胃肠功能下降，排便动力不足。

老年人胃肠消化功能减退，肠蠕动动力不够；另外，年老体弱、久病卧床等，可因膈肌、腹肌、肛门括约肌收缩力减弱，腹压降低而使排便动力不足，使粪便排不干净，粪块残留而发生便秘。

其次是疾病因素。

老年人是各类肿瘤等疾病的高发人群，特别是肠道肿瘤，严重时还会造成肠梗阻。所以，如果平时排便正常的老年人，突然出现便秘应该引起重视。

然后是饮食结构不合理。

老年人消化能力减弱，饮食过少、过精细，若食物中的膳食纤维和水分不足，对肠道不能形成一定量的刺激，肠蠕动减慢，不能及时将食物残渣推向直肠，在肠内停留时间延长，水分被过多吸收而使粪便干燥。

还有活动量减少。

运动可以加快肠蠕动，促进排便。许多老年人由于年老体弱，活动减少，或本来就不爱运动，也易导致便秘。

最后，还有药物因素。

老年人常常因为一些慢性病而服用多种药物，其中许多药物可直接导致便秘，如钙拮抗剂（如氨氯地平等抗高血压药）、碳酸钙、氢氧化铝、阿托品、普鲁本辛、吗啡、复方地芬诺酯（复方苯乙哌啶）、碳酸铋等。值得重视的是，长期不合理使用泻药也可导致发生。有的老年人喜欢自行购买泻药并长期随意使用，这样会使肠壁神经感受细胞的应激性降低。殊不知，你长期干扰了它工作，也会导致肠子"生气"，产生"既然不需要我，那我就不作为好了"的现象。因此，之后即使肠内有足量的粪便，也不能产生正常蠕动及排便反射，因而导致顽固性便秘。

✹ 不能任由便秘"兴风作浪"

人们对便秘并不陌生，在生活中或多或少都经历过，于是很多人不以为意。专家提醒，千万别掉以轻心，不能任由便秘"兴风作浪"，特别是上了年纪或已经有心脑血管疾病者更要特别重视。

案例：蹲厕所导致猝死

案例1（便秘诱发急性心肌梗死）：2018年2月28日，某人因突发心肌梗死猝死。据报道这位先生白天活动时身体无不适，晚上准备洗澡睡觉前，解大便很用力。接着说了一句："小惠，我不好！"就倒下了。之后专家判断，其死亡诱因之一就是便秘。

案例2（便秘诱发主动脉夹层破裂）：1760年10月25日，大英帝国的国王乔治二世，在如厕时死于主动脉夹层破裂。

案例1和案例2解析：上述案例告诉我们，排便过程中发生意外者大都事出有因，基础疾病是根本，便秘则是诱发因素。首先，排便时副交感神经系统兴奋，导致血压下降，这种影响可能会被现有的循环系统问题所放大；其次，慢性便秘时，人们通常会"屏气用力"来帮助排便。屏气用力时会增加胸内压和腹内压，从而加重心肺负担，同时使颅内压升高，轻者出现晕厥倒在厕所，如果恰好赶上此人有心脑血管等基础疾病，那么死亡风险则大大增加。这听起来有点毛骨悚然吧！但生活中还真不少。

排尿困难原来是便秘惹的祸！

人体的直肠和膀胱尿道是邻居，老年男性便秘合并前列腺肥大时，可能因为粪便滞留大肠，压迫尿道而加重排尿困难和尿潴留，从而大小便排出都存在困难。

便秘居然也会导致中毒？

长时间积聚在肠道内的粪便不断被细菌分解产生毒素，有毒物质在肠道的停留时间延长，而被大量吸收，引起毒性反应。主要表现为腹胀、食欲减退、恶心、口苦、精神萎靡、头晕乏力、全身酸痛，部分人有贫血、营养不良，严重者可导致谵妄、尿失禁等。

痔疮、肛裂和疝气与便秘也有瓜葛（图4.2）。

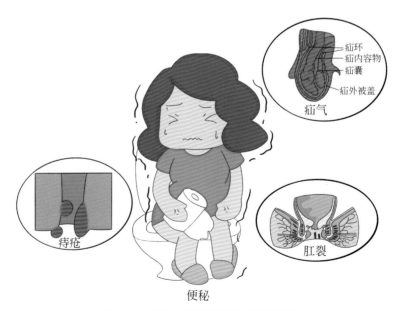

图4.2 痔疮、肛裂和疝气与便秘示意

长期便秘、大便嵌塞（干涩大便滞留在直肠）使大便长时间压迫直肠血管影响局部血液循环，经常用力大便就像火上浇油，导致或加重痔疮和肛裂；对于老年人而言，腹壁肌肉力量薄弱，用力大便使腹腔内压增加，腹腔内组织就趁机被挤出腹壁形成向外突出的肿物（疝气），如果原本有疝气未经治疗，则可导致疝气复发或加重。

🌿 这些情况必须去医院就诊

许多老年朋友对于便秘往往司空见惯，因为它常来常往，有时候通过一些办法还能解决。但是，如果您的便秘为下列几种情况时，建议去医院做进一步的检查、治疗。

- 突然发生的严重便秘，排除饮食、运动、环境等因素；
- 本来就容易便秘，近期尤其严重；
- 顽固性便秘，即使想了很多办法也无法解决；
- 发现粪便中带有血丝或黏液；
- 伴随有严重的腹痛和呕吐；
- 便秘伴有不明原因的面色苍白、消瘦；
- 大便嵌塞。

🌿 预防便秘——不给便秘可乘之机

好了，我们对便秘有了初步的了解，下面就来说说如何预防。
首先，我们得从大便的"前世"——饮食抓起，不能给便秘可乘之机。
正常的肠蠕动和软硬适度的大便是维持人体大便排泄常态的两个重要因素，我们每天吃喝什么、怎么吃喝与这两个因素密切相关。

一，增加膳食纤维的摄入量。 膳食纤维是不能被人类胃肠道中消化酶所消化的，也是不能被吸收利用的多糖，是大便的主要成分来源。它在预防便秘上起到举足轻重的作用！它通过增加大便的体积起到刺激肠蠕动的作用，同时还有和肠壁"争夺"水分的作用，使大便不那么干燥。很多天然的水果、蔬菜、粗粮杂粮就含有大量的膳食纤维。《中国慢性便秘专家共识意见（2019）》推荐膳食纤维的摄入量为每天 20 ～ 35 克，建议老年人每天应摄入水果和蔬菜，同时主食注重粗细搭配，逐步将膳食纤维含量高的食物（如：全麸谷物、各种豆类、即食燕麦片、带皮苹果、香蕉、熟玉米等）增加到膳食中（图 4.3）。

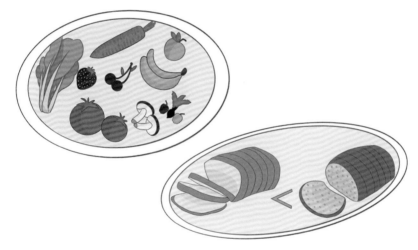

图 4.3　含膳食纤维较多的食物

不同的蔬菜或水果膳食纤维的含量也差异很大，芹菜、韭菜、菠菜等的膳食纤维含量要高于西红柿、黄瓜、茄子等，菠萝、草莓的膳食纤维含量高于香蕉、苹果。

二，吃些润肠通便的食物。 如蜂蜜、芝麻、松子、核桃仁、银耳、百合等。如果说增加膳食纤维是增加肠内容物的量，那么适当吃些润肠通便的食物就是解决大便便质的问题，也就是让大便变软变滑，同时也让肠壁顺滑，就像给肠壁抹了润滑油。

三，补充益生菌。 益生菌可以刺激肠道蠕动，有利于缓解便秘。便秘的老年人可以饮用含有益生菌的乳制品如酸奶等，或者口服益生菌补充剂来缓解便秘。

四，适当吃些产气食品。如生葱、洋葱、生黄瓜、生萝卜等，利用它们在肠道内的发酵作用，产生鼓肠，以增加肠蠕动，利于排便。但要注意不可过多食用。

❖ 要知道"怎么吃"

其实老年人摄入膳食纤维并非越多越好。老年人在摄入膳食纤维上应把握"循序渐进，平衡膳食"的原则。有些老年人为了防止便秘，在饭菜中添加了许多富含膳食纤维的食物。但如果摄入过多也会起到反作用，会使中老年人的胃肠道"不堪重负"。老年人的胃肠道功能较弱，如果大量吃韭菜、芹菜等富含膳食纤维食物，容易出现上腹不适、打嗝、腹胀、食欲降低等症状，甚至还可能影响下一餐的进食。患有胃肠疾病，特别是溃疡性结肠炎、胃肠道术后早期的老年人，需要采用少渣膳食，以达到缓解症状、减轻胃肠道负担、利于疾病恢复的目的。

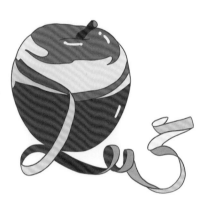

水果能不剥皮就不剥。果皮（图4.4）的膳食纤维含量普遍高于果肉，在确保水果未受到污染的情况下，不削皮的吃法能够摄入更多的膳食纤维。

图4.4　削皮的苹果

❖ 要知道"正确的喝水"

一，喝水量要足。《中国居民膳食指南（2022）》建议的每日饮水量为1500 ~ 1700毫升。水具有润滑肠道、促进排出体内代谢废物和毒素的作用。多饮水、常饮水可以在一定程度上缓解便秘，如果只增加膳食纤维而不增加水分摄入，会使便秘更加严重。

二，不要等到口渴才喝水。老年人需要的水分相对于年轻人要少，大脑对于口渴的反应也较为迟钝。建议老年人不要等到口渴再喝水，最好注意一下平时的生活作息，定时定量地补水。尤其是晨起和运动后都应该适当补水，或一杯热的饮品有助于促进肠道运动。早晨起床后喝1杯水，既可降低血液的黏稠度，又能润滑肠道，有利于排便。

三，特殊情况应遵医嘱饮水。 如心力衰竭、肾衰竭或胸腹水需限制液体量的患者，饮水量应遵医嘱，并非多多益善。

其次，要知道"怎么动"

老年人要通过适当的运动来预防便秘，要知道，主人懒肠子也会懒。

运动可以刺激肠道蠕动，有利于缓解便秘。建议老年人根据自己的身体状况，选择适合自己的运动。运动的重点是锻炼腹肌和腰部，加强腹肌力量。

老年人可以根据自己的体质和体力选择散步、慢跑、太极拳、保健操、跳绳、踢毽子、骑自行车、仰卧起坐以及乒乓球等运动项目，以轻运动量的项目为宜，适当控制运动强度和时间。

老年人注意使用腹式呼吸方法，锻炼横膈的收缩力量，此外，还可做提肛运动。平卧或坐位时进行肛门收缩运动，肛门一收一缩，10～20次/天，以锻炼提肛肌的收缩力。

最后，做腹部按摩，帮帮无力的肠子。对于疾病、卧床等原因导致肠蠕动减弱者，可由家属协助或患者自己按摩腹部，使肠子产生被动运动，促进排空。具体做法是：操作前应排空小便，患者取仰卧位，双腿屈曲，放松腹肌，操作者或患者自己将手掌的大小鱼际按在患者脐周，从右下腹开始，顺时针方向按摩，由轻到重，当按摩至左下腹时，应适当加强按压力度，以不感到疼痛为宜，按压时呼气，放松时吸气，每次10～15分钟，每天早晚各1次，也可于餐前20分钟或餐后2小时进行。但此法慎用于腹部术后2周内及肠梗阻、肠内肿瘤、急腹症、急性心力衰竭患者。

再次，要改掉一些不良习惯

老年朋友要改掉一些不良习惯，保持规律生活来预防便秘。也可以这样说：主人守规矩，肠子就较少"掉链子"。

我们知道，人体是一个非常神奇的有机体，吃喝拉撒睡安排得井然有序，每个人体内都有一个生物钟（图4.5），它规定你什么时候该干什么，有着一套自己的规则来维持着人体的健康平衡状态。一旦你没有遵守规矩，并超出了身体的调节能力，就容易导致疾病。排便也是如此。因此，为了预防便秘，我们应该做到饮食起居规律。

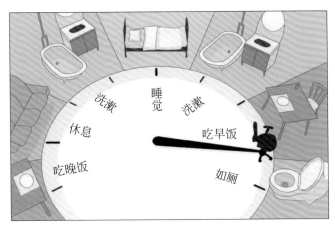

图4.5　人体生物钟示意

一，要按时进餐，按时就寝。一个人的习惯一旦养成，机体就会以这个模式运转。比如一旦有食物进入胃里，我们的肠子也立马感知到，开始动起来，这就是为什么有的小孩一吃饭就拉粑粑的原因，因为小孩肛门把控能力还不够，而成年人则能够控制住而已。如果我们生活不规律，本来建立了的排便规矩就会被打乱，时间久了肠子无所适从，干脆偷懒打瞌睡了。

二，要养成定时排便的习惯。找一个适合自己的排便时间（起床或早餐后），不管有无便意都去上厕所。比如每日早餐后 5 ～ 10 分钟定时如厕，即使有时排不出，也要去厕所蹲一蹲。坚持自我训练 3 个月，直至完全形成定时排便习惯为止。出差旅游时尽量按时排便，只要坚持，就会形成定时排便的条件反射。

三，要使用正确的排便姿势。从原始时期开始，人类就是蹲着大便的，这是最自然的排便姿势。因为这个姿势更有利于肌肉放松，结肠变直，排便更通畅。所以，老年人身体状况允许的时候，建议用蹲厕。如果条件不允许，也可以坐马桶，但是要加一个小板凳，把双脚放在板凳上，上半身微微前倾，可以使排便更通畅（图 4.6）。卧床老人训练其床上排便，可采取侧卧位排便。能坐起来的老人尽量采取坐位排便。

四，排便时要集中注意力，不要三心二意。很多人有一个不好的习惯，喜欢带上报纸、杂志、书籍或者手机进入卫生间，好像觉得排便需要较长的时间，不好好利用上这点时间就对不住自己，殊不知这样边看书、看报、看手机就分散了注意力，反而造成排便时间延长（图 4.7）。

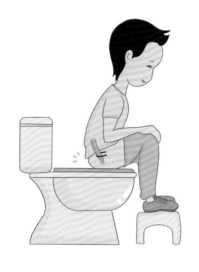
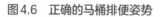
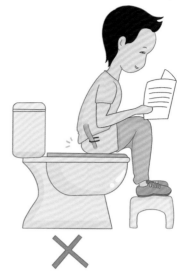

图4.6　正确的马桶排便姿势　　　　图4.7　排便看书不可取

从次，要尽早发现、治疗慢性病

有时候，发生了便秘，别错怪了你的肠子。

胃肠本身已经很给力了，因为其它一些疾病而引发了便秘，这样就得从解决和预防这些疾病开始。那么，哪些疾病与便秘有关系呢？我们该怎样应对呢？常见的有以下这些：

● **糖尿病。**糖尿病患者的慢性并发症之一是自主神经病变，而胃肠的自主神经病变常常影响其功能，出现蠕动减慢，反应迟钝，胃排空延迟，患者表现为腹胀和顽固性便秘。因此，要控制好血糖，减少和减缓这类并发症的发生。

● **脑卒中或脊髓损伤。**神经损伤后支配胃肠的神经在一定程度上也出现功能障碍，且因患者常常卧床不起，活动减少，因而容易发生便秘。因此，要早期进行康复运动，包括腹部按摩等，促进肠蠕动。

● **肿瘤。**肠管肿瘤、腹腔内巨大肿瘤、手术后并发的肠粘连、部分性肠梗阻等，可使粪便通过受到障碍，在肠管内停留时间过长，形成便秘。因此要积极治疗原发病，解除梗阻。

然后，要保持心情愉快

如果主人郁闷，肠子也会不开心。

老年人由于身体各种疾病以及生活事件等原因，容易发生抑郁，而抑郁的老人一般很不愿意活动，甚至吃饭、洗澡都不愿意。对这类老人，要尽量让他们保持心情愉快，增加运动。必要时遵医嘱服用抗抑郁药。

最后，不要自行乱吃药

很多老年人由于患有多种慢性疾病，常常服用多种药物，如果还加上一些自己购买的保健品，每餐要吃下去一大把药，药物的副作用以及药物在胃内占了空间都可能使得老人饭量减少，造成便秘，甚至产生营养不良等危害。有些药物本身的副作用就会引起便秘，即使是治疗便秘的泻药，也不要随意长期使用，否则会让你的肠子产生依赖，反倒不作为，发生功能紊乱而使便秘成为习惯。所以不要迷信药物，药物不是万能的。正确的做法是让食物成为治病的药物，而不要让药物成为日常的"食物"。

当便秘让你忍无可忍时（大便嵌塞）这么办

有时候我们虽然采取了一些措施，但是效果还不太好，不能解决便秘，干涩大便滞留在直肠，这种情况被称为大便嵌塞。出现这种情况时，患者会出现腹胀、腹痛，痛苦不堪，可是排便的重要机关——直肠却不发挥作用。这种急性的大便嵌塞口服泻药往往无效，怎么办呢？这时候就只能用人工辅助排便（手掏出大便）或使用甘油栓、开塞露塞入肛门润滑了，必要时还可用 500 ~ 1000 毫升温水灌肠。不过这只是在家中的紧急应急措施，如果经常发生这种情况，建议到医院诊治。

人工辅助排便也要讲究方法

粪便干硬滞留在直肠即近肛门处时，一般泻剂很难对直肠发挥作用，应首先使用开塞露塞入肛门深处，无效则需用手抠出来，即人工辅助排便。具体方法为：用双手触摸肛门两侧，发现有硬结时，让老人取蹲位或侧卧位，露出臀部，家属戴薄胶手套，在指套部位涂液状石蜡（石蜡油）、甘油或其他油类，用右手中指缓缓插入肛门，触及粪便时，手指尽量沿直肠腹侧壁推进，越过大便硬结时，手指略屈曲，将大便挖出。若大便硬结过长，可用手指将大便分成几段，分段挖出。注意整个过程动作要轻柔，不可太粗鲁，避免损伤肠壁，以免加重病情。

第五章
拉肚子
腹泻

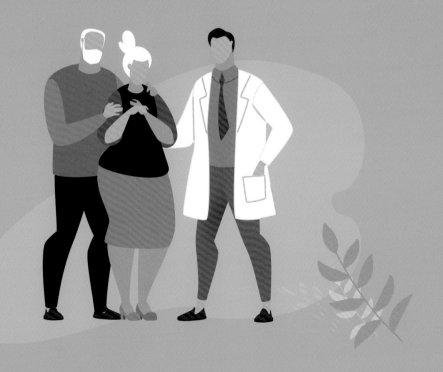

腹泻也分急和慢

我们老百姓习惯说的"拉肚子"，就是医学上的"腹泻"，是指任何原因引起肠蠕动增快，导致排便次数增多、粪便稀薄而不成形或呈水样。腹泻是一种很常见的老年综合征，它严重影响老年人的健康状态和生活质量。

腹泻也分急与慢。如果腹泻病情急剧，持续时间不到3周，就是急性腹泻；假如腹泻持续时间在2个月以上或中间间隔2～4周又复发，那就是慢性腹泻了。因此，出现了腹泻我们应及时治疗，避免经久不愈而转为慢性。

"内忧外患"易致老年人腹泻

导致老年人腹泻的因素分为内在和外在环境两大因素，可以用"内忧外患"来形容。老年人体内的自我调节机制紊乱，机体免疫能力逐渐衰退，抵抗力下降，内环境的平衡能力减弱，内不治，外来细菌容易乘虚而入；其次，老年人普遍患有多种慢性疾病，抗生素的不合理使用、治疗慢性疾病药物的长期使用、免疫抑制剂、激素、抗肿瘤药物、放疗等医疗措施以及环境因素等，打破了肠道内常驻菌群的相互制约的平衡状态，医学上称之为肠道菌群失调，即肠道内的"好细菌"被打压，使肠道内"坏细菌"得势而大量繁殖，导致发生肠道炎症性病变，出现腹泻。就这样，内部菌群失调和外来细菌等微生物乘虚而入成为了引发老年人腹泻的主要原因。

> **老年人需警惕药物性腹泻**
>
> 应用药物是引起老年人腹泻的常见原因之一，老年人的多药并用和滥用导致了老年人腹泻发生率攀升。如果在服药过程中出现腹泻，不妨看看药物说明书，是否有这方面的副作用，如果怀疑药物所致腹泻，需和医生沟通是否停药或调整药物。

案例：一餐剩饭剩菜惹的祸

李大爷今年76岁，平常身体还算硬朗。一个夏天的中午，由于老伴不在家，李大爷为了省事，就吃了一些冰箱里前一天剩下的饭菜，并且没有加热。不料当天下午3时就开始出现腹痛、腹泻，于是他自行服了点黄连素。等老伴回来时发现李大爷脸色苍白、全身冒冷汗，急忙将其送到医院。经检查诊断为急性感染性腹泻，予以补液和抗感染治疗，5天后才痊愈出院（图5.1）。

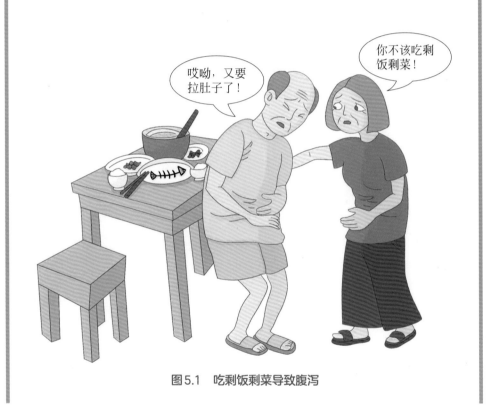

图5.1　吃剩饭剩菜导致腹泻

案例解析：吃剩饭剩菜是大众经常有的饮食行为，一般年轻人进食后不会出现严重的腹泻。而李大爷却出现了严重症状甚至需要住院治疗。其主要原因是，久置的剩饭剩菜已经变质，产生了大量细菌，不充分加热就不能杀死细菌，加上老大爷抵抗力低，这才导致如此严重的腹泻。

老年人腹泻机制大揭秘

腹泻发生有时候并非由某种单一机制引起，而是在多种因素共同作用下发生的。知己知彼方能知对策，我们有必要了解腹泻的机制或分类。

第一类，渗透性腹泻（肠腔内溶质需要大量水作"陪"）。

肠道内存在大量不能被吸收的有渗透活性的溶质，使肠腔渗透压增加而导致的腹泻，为渗透性腹泻。在自然界，"水往低处流"是自然规律，肠腔内外水分的调节则是水往浓度高的地方走，单位体积内溶质越多，渗透压越高，"吸"水能力就越强。肠道内的水分多了，超过了肠壁的回吸收能力，就会使大便稀、分量多、肠蠕动增强、排便次数增多。所以，任何导致肠道内溶质增加的因素都可能是腹泻的始作俑者。

哪些常见因素可导致渗透性腹泻呢？如先天性乳糖酶缺乏症，或各种原因所致的小肠绒毛萎缩引起的双糖酶缺乏，还有进食不能被吸收的药物，如山梨醇、甘露醇及盐类泻剂（如硫酸镁），还有肝胆胰疾病致蛋白质和脂肪消化吸收不良等。当食物中不再含有上述成分时，老人的渗透性腹泻症状就会消失。

第二类，分泌性腹泻（肠壁组织水分老喜欢往肠腔"跑"）。

由于某种病因使小肠隐窝细胞大量分泌水及电解质，导致腹泻，为分泌性腹泻。其特点有：每次排水样便大于 1000 毫升；腹痛不显著或无腹痛，排便次数不一定多；便中无异常成分；禁食 24 ~ 48 小时腹泻无明显减轻。

第三类，动力性腹泻（水分被迫从肠腔排出）。

由于胃肠蠕动过快影响食物及水分的消化吸收而导致的腹泻，是动力性腹泻。俗话说，慢工才能出细活。过于"勤快"（蠕动过勤）的肠子，一方面不能充分使食物被磨细，另一方面食物与肠壁接触时间不够，两个原因导致食物的消化和吸收效率降低而出现腹泻。常见的原因有甲状腺功能亢进症（甲亢）、肠易激综合征、某些药物等。

第四类，渗出性腹泻。

由于炎症等病变使肠黏膜破坏，大量炎症性液体渗出所致的腹泻，为渗出性腹泻。这是人们最常见最熟悉的腹泻类型。其特点有：大便次数多；大便量较多，含水量少；腹痛重；大便中含有异常成分（脓、血）；大便偏碱性。

腹泻不只是拉拉肚子

有时候腹泻不仅仅是拉拉肚子那么简单，还有很多其他的表现。

首先，最常见的是胃肠道症状。

胃肠道症状当然还是以腹泻为主，病因不同，其表现差异很大。轻者多因饮食因素或肠道外感染所致。腹泻每天 5 ~ 10 次，大便含水分不太多，呈黄色或黄绿色，稀水状或蛋花汤样，酸臭，可混有少量黏液及奶瓣。重者多为肠道内感染所致，腹泻频繁，每天大便十次以上，多者可达数十次。大便量也较多，常向外溅出，水样或蛋花汤样，黄绿色，混有黏液，亦可有脓血便。

其次，还有全身中毒症状。

轻者可不明显，重者表现为高热、腹胀、精神萎靡、烦躁不安、谵妄、中毒性肠麻痹，进而意识模糊，甚至昏迷。

最后，常有水、电解质和酸碱平衡紊乱症状。

最常见的是脱水，简单的理解是体内水分减少了。由于脱水的程度和性质不同，临床表现也不一致。可出现不同程度的皮肤干燥，弹性变差，口腔黏膜干燥，尿量减少。严重的脱水可出现精神萎靡、眼窝下陷、烦躁不安甚至昏迷、休克。故应及时补充水分。

重型腹泻多有代谢性酸中毒，可表现为呼吸加快、颜面潮红等。往往脱水越严重，酸中毒也越严重。

另外，还有低钙血症和低镁血症。腹泻患者进食少，吸收不良，从粪便中丢失钙、镁，可使体内钙、镁减少，易出现手足肌肉痉挛或惊厥。

老年人经不起"拉肚子折腾"

大家或多或少都经历过拉肚子，对于青壮年来说算不了什么，然而，腹泻对老年人身体损害极大，老年人急性腹泻容易诱发低血糖、心脑血管病等意外，经不起"拉肚子折腾"。腹泻时大量水分丢失会使人体处于脱水状态，导致血容量减少，血液黏稠度增加，血流缓慢，容易形成血栓。腹泻时钾、钠、镁等元素流失，可能会引起严重的心律失常或猝死。腹泻时因摄入食物不足需要分解体内贮存的肝糖原（就是肝内由许多葡萄糖分子聚合而成的物质），以维持血糖稳定，而老年人没有足够的肝糖原贮存物转化为糖，当血糖降低时，容易出现疲软、出汗、心悸、面色苍白及晕厥等一系列低血糖症状，严重者可致休克。长期慢性腹泻作为消化系统的一种疾病和症状，可以造成机体营养不良、维生素缺乏、贫血、抵抗力降低等诸多不良后果，严重危害身体健康。

预防腹泻——动动手脚把住口

腹泻会影响老年人的正常生活和身体健康。那么该怎么避免呢？

首先，要合理安排饮食，注意膳食营养均衡。

夏季食物应以清淡为主，爱吃肉的朋友，在吃肉类食物的同时，还应多吃蔬菜和水果。注意不要贪吃冷饮，每餐不要吃得过饱，以免胃肠负担过重而致消化功能受损。食物中油脂比例也不宜太高。

其次，要注意做好个人卫生，尤其是饮食卫生。

要养成好的卫生习惯，饭前便后要洗手；避免在流动食摊和卫生条件差的饭馆吃饭；不要在路上边走边吃食物；不要边吃东西边喂宠物；食物要生熟分开，避免交叉污染。吃剩的食物应及时储存在冰箱内，且储存时间不宜过长，食用前要充分加热，以热透为准。尽量少食易带致病菌的食物，如贝壳、螃蟹等海产品，食用时要煮熟透，生吃、半生吃、酒泡、醋泡或盐腌后直接食用的方法都不可取；制作凉拌菜时不妨加点醋和蒜；饮用水煮沸后再饮用，因为煮沸可杀灭致病微生物。水果、蔬菜都应清洗干净再吃。

再次，要多运动，避免受凉。

老年人在平时应多做一些户外活动，锻炼身体，增强体质。根据气候变化，及时增减衣服，避免受凉感冒，防止因着凉而引起腹泻。同时应注意居室通风，保持空气新鲜。

最后，忌乱服药。

老年人不要随意服用通便药及其他药物，若必须服药，一定要在专科医生指导下进行。

🌿 应对腹泻三要素

老年人腹泻了怎么办？我们建议参考以下三要素进行处理。

第一要素，及时就医，不能拖延。

腹泻时间较长、自行处理无效的老人，应及时去医院就诊，便于及早发现结直肠肿瘤或溃疡性结肠炎等严重疾病，不可随意用止泻药，以免贻误病情。

第二要素，找准病因，除病根。

在临床上，引起老年人腹泻的病因有很多，除了细菌感染引起的腹泻以外，由一些慢性病（糖尿病、甲亢等）或者消化不良、肠功能紊乱和肠道菌群失调引起的腹泻也较为常见。因此不能滥用抗生素。这时候，老年人及家属可以做的就是积极配合医生，详细告知老人的病史及用药情况等，切忌自己购买抗生素服用。

第三要素，要保持水电解质平衡。

老年腹泻患者不仅需要及时补充机体丧失的水分，还要补充钾、钠等电解质，以维持水电解质平衡。这个方面可能不是老年人自己可以解决的，但是我们可以在医生指导下喝点淡盐水或清淡的菜汤等，必要时及时就医。

🌿 给腹泻患者家庭用药指点迷津

家庭小药箱中可以放点专科医生推荐的止泻药，以备不时之需。

第一，推荐自备止泻药——蒙脱石散。

蒙脱石散也就是老百姓所说的思密达，是黏膜保护剂。对消化道内的病毒、细菌及其产生的毒素有固定、抑制作用；对消化系统黏膜有很强的覆盖能力，通过与黏液糖蛋白结合，增强黏膜屏障对攻击因子的防御，起到止泻的作用。这是目前应用最广泛、比较安全有效的止泻药之一。

第二，忌自行服用抗生素。

抗生素的使用应该在医生的指导下进行，应用时一定要有明确的针对性，尽量避免长时间的应用，不可随意甚至滥用抗生素，以免造成严重后果。应用抗生素时间太久容易引起肠道内菌群失调，引起或加重腹泻。在人体肠道中有数以十万亿计的微生物，这些细菌与人体互相依存、互相作用构成微生态平衡，维持人体的健康。近年来由于新的抗生素越来越多，抗菌范围越来越广，在治疗疾病的同时也严重干扰、破坏了微生物的平衡，由此造成的腹泻越来越多。

第三，正确使用黄连素，它不是万能止泻药。

黄连素是众多治疗腹泻药物中最为大家熟知的药物之一。腹泻的原因很多，虽然黄连素是良药，但是只适用于感染性腹泻，如细菌性痢疾、细菌性胃肠炎，不可滥用。常见的过敏性紫癜（胃肠型），如果不采取抗过敏综合治疗，仅用黄连素是控制不了腹泻的。而肠易激综合征的患者在吃 2～3 片黄连素后，腹痛、腹泻常常会消失，但这并非黄连素的功劳。因为肠易激综合征是可自行缓解的疾病，又是反复发病难以根治的病症，其腹泻症状的消失，与吃黄连素无关。

第四，合理应用微生态调节剂。

肠道菌群失调所引起的腹泻，可以在医生的指导下用微生态调节剂进行治疗。微生态调节剂包含益生菌、益生元以及合生元，可促进有益菌的增殖，抑制致病菌的生长，恢复肠道的微生物平衡。

第五，在中医医师指导下使用中成药。

中药和中药制剂也需要在中医医师指导下使用。脾虚泄泻，可以用人参健脾片、参苓白术散等。湿热泄泻的患者，可以服用中药制剂香连丸、固本益肠丸等。

腹泻时不主张禁食

传统观点认为，腹泻时肠黏膜充血、水肿甚至溃烂，应当让肠道"空一空"，休息1~2天，这时禁食可减轻胃肠负担，其实这种认识是错误的。因为人在腹泻时，会丢失大量水分和无机盐，禁食会导致人体能量不足，需要分解肝糖原、脂肪、蛋白质来维持血糖浓度。而老年人营养不良比较普遍，营养不良的人没有足够的糖类、蛋白质、脂肪在体内转化为葡萄糖来维持血糖浓度，容易发生低血糖。

因此，很多情况下老人腹泻时不但不需禁食，还应适当补充一些营养丰富且容易消化的食物，如藕粉、鸡蛋面糊、豆浆、细面条等，并应少食多餐、细嚼慢咽，以利于营养素的消化吸收。老人腹泻时常有不同程度的脱水，还应鼓励老人多喝淡盐开水、菜汤、米汤等，以补充损失的水分和无机盐，维持体内酸碱平衡，促进早日康复。

但是，有些器质性疾病导致的腹泻，如炎症性肠病的急性期，则只能从流质开始，慢慢过渡到少渣饮食，再到正常饮食。

建议老人腹泻时及时就医，并在专科医师的指导下正确进食。

腹泻的食疗验方

饮食调节对老年人腹泻无疑很重要，饮食控制得好，腹泻可以减轻或缓解。即使腹泻原因明确，饮食调节也起到举足轻重的作用。下面我们推荐三个食疗验方：

第一个，参莲大枣粥。

组成：党参、干莲子各10克，大枣10枚，粳米30克。做法：党参、莲子研细末待用，将大枣用水略煮，剥皮去核，取枣肉切碎。以煮枣水将米、枣肉、党参末、莲子末煮成粥。服用方法：早晚温热服食。

第二个，白扁豆粥。

组成：炒白扁豆60克（或鲜白扁豆120克），粳米60克。做法：同煮为粥。服用方法：当作早晚点心，温热食用，连用 10 ~ 15 天。加减：白扁豆既补养，又能治病，如果再加些山药（40 ~ 60 克），同煮成扁豆山药粥，效果会更好。

第三个，芡实粉粥。

组成：芡实粉 60 克，粳米 100 克。做法：先将粳米煮稀粥，芡实粉加水调成糊，倒入粳米粥中，搅拌煮沸即成。服用方法：可常服，也可加适量白糖调味。

腹泻的中医疗法

中医药对治疗腹泻有一定的作用。下面我们介绍几种不同中医证型腹泻的疗法，以供参考，建议在中医医师指导下进行。

第一种，五更泻。

清晨起来后感觉到肠鸣腹痛，泻后则安，伴形寒肢冷、腰膝酸软等症状，为肾阳虚衰证。可选用温肾健脾和温补肾阳的药物，如四神丸。或用大蒜捣碎贴服在肚脐上，胶布固定，每日 1 次。

第二种，食滞泻。

多因饮食不节引起。泻下的粪便味臭，或伴有不消化之物。可选择保和丸消食导滞，同时少吃多餐，适当延长进食间隔时间，减缓胃肠负担。待病情好转后，适当地增加食物种类，多吃容易消化的食物，如面片和稀饭，直到饮食恢复正常。

第三种，湿热泻。

感受湿热之邪或夏季暑湿伤及肠胃引起的泄泻。症状表现为腹痛腹泻，泻下急迫，伴有肛门灼热感等。治疗可选择葛根芩连汤加减。同时注意进食易消化、清淡食物，禁止吃辛辣、生冷和油腻性食物，戒烟戒酒。

第四种，风寒泻。

外感风寒或寒湿之邪引起的泄泻。症状表现为泻下清稀，甚至如水样。宜选用藿香正气散为主方治疗。也可使用艾灸足三里、神阙等穴位；或采用棉布袋，装入粗盐 1 千克，微波炉加热后贴敷在肚脐部位。

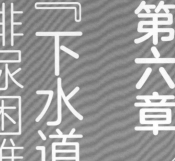

第六章

『下水道』不通畅
排尿困难

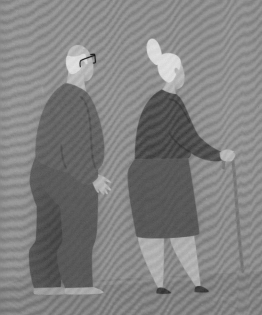

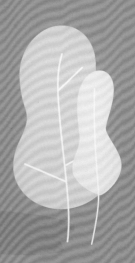

正常排尿过程

排尿（撒尿）是膀胱将尿排空的过程。膀胱是人体储存尿液的库房，它的左右两个入口通过输尿管与生产尿液的"工厂"——肾脏相连，出口通过尿道与外界相通。当膀胱中尿液充盈时，膀胱壁中的牵张感受器触发排尿反射，导致膀胱的逼尿肌收缩，尿道内括约肌舒张，使尿液得以从膀胱流出进入尿道。这是一个人体正常排尿的过程，它不痛不痒，是一个非常自然的生理活动。如果机体受到某些因素的影响，原来如此简单的生理活动变得困难重重，苦不堪言，这就是发生了排尿困难。泌尿系统结构示意见图 6.1。

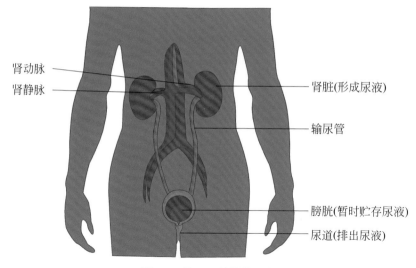

肾动脉
肾静脉
肾脏(形成尿液)
输尿管
膀胱(暂时贮存尿液)
尿道(排出尿液)

图6.1　泌尿系统结构示意

五花八门的排尿困难表现

排尿困难是老年人常出现的泌尿系统症状之一，它是由于膀胱、尿道发生不同程度堵塞、不通畅或排尿功能发生障碍所引起的症状。其表现形式五花八门，要么排尿时间延长、尿线变细，要么排尿射程短、排尿费力，要么排尿频次增多、尿不尽，甚至尿潴留、腹胀等，轻者痛苦，影响正常生活，重则危及生命。当老人家出现了上述这些症状时，请一定引起重视，它是在通知你，身体可能出现了毛病，如前列腺增生、尿道感染、泌尿系统肿瘤等。需要到医院及时诊治，以免贻误病情。

形形色色的排尿困难原因

医生们常说治疗疾病治标更要治本，这个本就是原因。只有弄清了原因，才能有的放矢。导致排尿困难的原因可谓形形色色，下面我们就一起来看看都有哪些。

其一，男性患者，前列腺肥大是最常见的原因。

前列腺是男性的性腺器官，与膀胱出口附近相邻。中老年男性容易发生前列腺增生，50 岁发病率为 40%，年龄越大发病率越高，80 岁以上的老人 80% 都逃不过前列腺增生，但不是所有的增生都会出现排尿困难，关键是与前列腺增生部位是否压迫尿路有关。前列腺与尿道解剖示意见图 6.2。

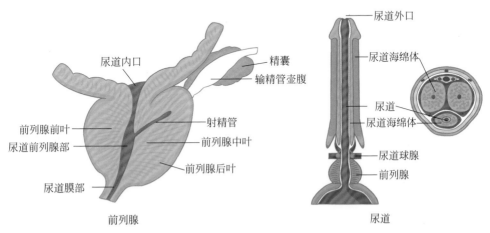

图6.2　前列腺与尿道解剖示意

案例：前列腺肥大导致排尿困难

> 李爷爷，84岁，家住农村。半年前出现尿频、尿急、夜尿次数增多等症状。近一个月来，出现排尿缓慢并且延长，同时射程缩短，有尿不尽感觉、尿滴沥表现。近两天老人每次排尿都需要通过加大腹压（像拉大便一样用力）才能排出少量尿液。家属一直没有重视，到最后老人完全尿不出了，腹部胀满，才到附近医院看病，B超显示前列腺肥大，压迫尿道，膀胱大量尿液潴留。医师当即给予导尿，分次引流尿液共2000毫升，随后做了去势手术（切除双侧睾丸），之后带膀胱造瘘管出院。出院6个月拔除膀胱造瘘管，恢复自行排尿。

案例解析：李爷爷由于手术后雄激素分泌减少，前列腺逐渐萎缩，解除压迫后，就可以自行排尿了。老人家出现排尿困难的症状时，如果早点到医院就诊，进行适当治疗，就不会出现这样严重的后果。因此，老年人一旦出现排尿困难，应及时就诊，早诊断，早治疗。

其二，"女性前列腺病"不是空穴来风。

女性老人同样会发生排尿不畅或排尿困难现象。医学上称为"女性前列腺病"。其实，女性虽然没有像男性一样成熟的前列腺，但却有类似的前列腺组织，它位于女性尿道和膀胱颈周围，形成一个类腺体。如果此组织遭受感染或发生纤维组织增生，也会造成膀胱出口部位梗阻，从而发生排尿困难症状。

其三，排尿困难与这些药物有干系。

有不少药物都可导致排尿困难。以下我们介绍几种常见的药物：

第一类，解痉镇痛药。老人腹痛常会用到解痉镇痛药，比如山莨菪碱（654-2）、阿托品等，这些药物对膀胱的逼尿肌都有松弛作用，用量稍多，即可发生排尿困难，甚至大量尿潴留。必须使用这类药物时，要控制每次用量，疼痛缓解后立即停药。

第二类，可以引起大便秘结的药物，如止泻药、四环素类药物等，用量稍大，持续用药时间稍长，粪便就会在直肠内形成硬块，压迫仅以薄壁相隔的膀胱颈，妨碍尿道内口正常排尿。发生上述情况时，应停药或改变治疗方法，并设法排出直肠内粪块，小便即可恢复正常。

第三类，其他药物，如抗菌药物、抗精神类药、平喘药、复方抗感冒药等都可能引起排尿困难。

 ## 案例：药物导致排尿困难

> 王爷爷前几天患感冒、气喘，自行到药店买了酚氨咖敏等抗感冒、沙丁胺醇等平喘药物。服用后的第二天就感到尿频、尿急，而小便时却射尿无力，排不干净。到了晚上，连一点尿都排不出来了，腹胀得十分难受，急忙去了医院急诊。医生发现，王爷爷本身患有前列腺肥大，曾有过排尿困难的病史。但这一次与前几次有所不同，主要原因并不完全在于前列腺肥大的压迫，而是与其服用药物有关。

案例解析： 酚氨咖敏中的马来酸氯苯那敏以及沙丁胺醇本身都具有抗胆碱作用，可使膀胱收缩无力，尿道括约肌收缩增强。这样，门打不开，膀胱挤压无力，加之老年人膀胱的退行性变和前列腺肥大的影响，就造成了排尿困难加重，并引起了急性尿潴留。许多老年人在服药过程中曾经出现排尿困难的情况，但往往总拿前列腺肥大说事儿，较少与用药联系起来，殊不知很多药物都能引起药源性尿潴留，因此患有前列腺肥大的老人应慎用这些药物。在服用过程中发生急性尿潴留，应考虑是否为药源性尿潴留，一旦确诊为药源性尿潴留应及时更换药物并对症处理。

其四，尿道口受压。

妇女的膀胱后壁下部与阴道前壁中上部紧贴，发生子宫下垂及阴道壁向外膨出后，膀胱随之下移，改变了与尿道的角度，继发排尿困难。大多数患者都有多产、难产、会阴裂伤后手术修补效果不佳的病史。子宫、膀胱、尿道解剖位置示意见图6.3。

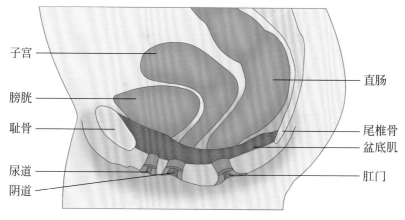

图6.3　子宫、膀胱、尿道解剖位置示意

排尿困难危害多

不同程度、不同病程的排尿困难可产生不同的影响或危害。包括影响膀胱功能，如逼尿肌无力以及引起泌尿系统感染、继发性结石等，严重者会引起输尿管积水、双肾积水，最后引起肾功能损害，甚至尿毒症等比较严重的并发症。

"下游不通，上游遭殃。"

排尿困难时尿道发生不同程度梗阻。当尿道长期反复发生梗阻时，尿液不能排空，膀胱内潴留的尿液也逐渐增多，每次排尿膀胱均要努力加压，故膀胱壁肌肉增粗，久之，破坏了输尿管与膀胱连接处（膀胱入口）的抗回流机制（单向闸门的功能受损），因而排尿时有尿液反流到输尿管及肾内，使输尿管和肾扩张积水，继而发生肾功能损害，久之可导致肾功能衰竭、尿毒症。这和洪水来临时下游阻塞殃及上游区域的道理是一样的。另外，急性排尿困难的尿潴留，如果不及时处理，则会导致极端情况——膀胱破裂。尿胀死人的事情也绝不是空穴来风哦，看来排尿困难不得等闲视之。

排尿困难的应对策略

如果你发觉自己排尿困难，应该及时寻求医生的帮助，切不可听之任之。可以做以下几项应对：

首先，保持健康生活与饮食。

第一，保持乐观情绪。当出现排尿困难、有尿不尽感、尿次数增多时不要恐慌，保持乐观情绪，避免过度紧张而加重排尿困难。

第二，做好自我保健。生活规律，注意劳逸结合；养成定时排尿的习惯，不要憋尿（特别是打麻将的时候），一有尿意应立即去排尿；不可久坐，避免盆腔充血；保持大便通畅，防止发生便秘和腹泻，以免刺激会阴部引起尿潴留；排尿不畅时，可做下腹部按摩、热敷，听流水声等有助于排尿。

第三，饮食要清淡，要多喝水。食物以低脂、清淡为主，要养成多饮水的习惯，不能因为排尿不畅而忌饮水，这样会因尿量不足而排尿更加困难。饮食中要戒酒，忌食辛辣等刺激性食物，以减少前列腺的充血和水肿，有利于排尿。

第四，要坚持锻炼，做适当的运动。目的在于增强血液循环，减少盆腔或前列腺局部血液瘀滞，加强会阴、直肠、膀胱、尿道肌肉的功能，有助于排尿。

第五，应遵医嘱用药。老年人身体弱、疾病多，需经常用药，许多药物有影响正常排尿的副作用，所有药物必须在专科医生的指导下使用。

然后，掌握几个家庭应对小锦囊。

锦囊1：刺嚏法或探吐法。用消毒棉签探入鼻部刺激鼻腔，使之引发喷嚏。或用羽毛探入口中刺激喉部，使之作微呕吐。这是上窍开通下窍的方法，有利于小便的顺畅排出。

锦囊2：熨脐法。用艾叶60克、石菖蒲30克炒热，用布包好，热熨脐部（神阙穴），冷则易之。这是取两药挥发油透穴位，开下窍，理气血，使小便排出。

锦囊3：暖小腹法。用食盐500克、切碎生葱250克同放锅内炒热后，用布包之，待热度适宜时，熨暖小腹部，冷则易之，热熨数次即可见效。因为钠离子与葱挥发油有透肤通阳通便的功效，因而使小便通畅。

锦囊4：中极穴贴药法（图6.4）。用甘遂细末9克、面粉适量及冰片少许，加温水调成糊状，贴于中极（脐下4寸处），一般30分钟即可见效。这乃取其药效能透穴通窍的机制，使小便通畅。特别提示：甘遂为有毒中药，一定要在中医师的指导下才能使用。

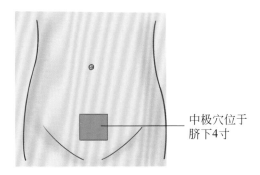

中极穴位于脐下4寸

图6.4　中极穴贴药法

锦囊5：穴位指压法（图6.5）。取中极（脐下4寸）、关元（脐下3寸）、阴陵泉（胫骨内侧髁直下陷窝中）、三阴交（内踝尖直上3寸）各穴，用拇指按压几分钟。其机制为通经活络，从而改善泌尿功能。

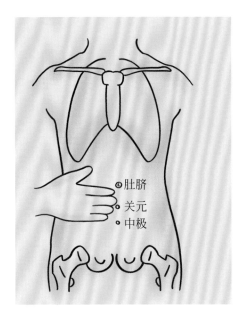

肚脐
关元
中极

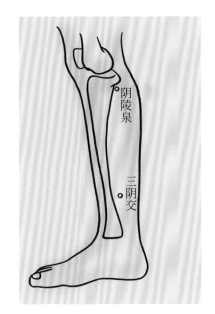

阴陵泉

三阴交

图6.5　穴位指压法示意

再者，给男性朋友支几招。

第一招，蹲位排尿。临床研究发现，男性若能像女性那样蹲下排尿，可以降低患多种癌症的概率。这是因为蹲下排尿可以使人体出现一系列的肌肉运动及其相关反射，能起到加速肠道废物的排出、缩短粪便在肠道内的停留时间、减少肠道对致癌物吸收的作用。另外，老年男性在晚上起夜小便时为避免出现排尿性晕厥（多因体位突然改变而引起），也应采取蹲位排尿。

第二招，将残余尿液排净。男性的尿道较长，很容易出现排尿不净的情况，以至于造成尿路感染。排尿后，可用手指在阴囊与肛门之间的会阴部位挤压一下，这样做不仅能使膀胱中残留的尿液排出，还会对治疗慢性前列腺炎有一定的好处；平时多做提肛运动，以增强会阴部肌肉和尿道肌肉的收缩力，从而尽可能地减少膀胱中尿液的残留。

第三招，排尿后不要立即坐下。对男性生理结构的研究表明，男性在排尿后，尿道的内外括约肌会闭合，使前列腺部的尿道形成一个闭合的腔。若此时马上坐下，会加大这个闭合腔内的压力，造成残留尿液反流，引发前列腺炎。因此，男性在小便后应站立 3 ~ 5 分钟，然后再坐下。

第四招，排尿前洗手。我们都知道便后应该洗手。其实，男性在小便前洗手比在小便后洗手更有意义，因为这样可以有效地预防各种泌尿生殖道感染的发生。

最后一点很重要，要及时求医莫迟疑。

老年人一旦出现排尿困难、尿失禁、尿急、尿频、尿痛或任何不舒服的排尿感觉，千万不要以"难以启齿"为由，不去求医，应立即去医院泌尿专科检查，明确诊断，以便及时采取有效的治疗措施，早日解除痛苦，保护肾脏功能，万万不可乱投"医"，乱用药，以免贻误病情，造成后患。

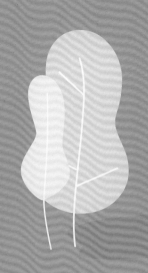

第七章

尿失禁

尿液不自主流出

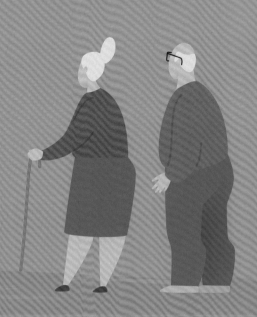

尿失禁不是正常衰老的表现

尿失禁顾名思义指尿液不受意识控制而自行流出。它不是一种疾病，而是一种症状。可发生在任何年龄段，老年人中更为常见，尤其是老年女性。

很多老年人都认为尿失禁是正常衰老的表现，因此不会主动求医。其实，尿失禁发生在任何年龄都是不正常的。正常人体在非排尿状态时，膀胱出口括约肌收缩，使膀胱出口及尿道处于闭合状态，尿液存留在膀胱中。当膀胱充盈到一定程度时，膀胱壁受到牵拉，刺激神经系统产生冲动传入大脑，大脑通知人体产生尿意，同时指令膀胱出口和尿道打开，膀胱的逼尿肌收缩给膀胱加压，促使尿液排出。如果人体经过评估时间、环境适合排尿，就按上述流程完成一次排尿过程，否则人体会内部协调，让上述活动暂缓。由此可见，正常的排尿过程不仅受膀胱和尿道的肌肉及其神经功能的影响，同时还接受大脑主观意识的控制。任何原因导致上述环节出了问题，排尿不受意识控制自行流出都属于尿失禁的范围。男性、女性泌尿系统见图 7.1。

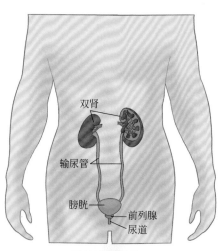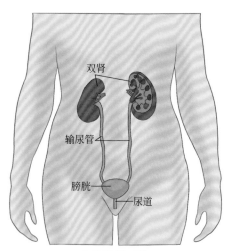

男性泌尿系统   女性泌尿系统

图7.1　男性、女性泌尿系统

尿失禁被称为"社交癌"

尿失禁不仅导致会阴部皮肤损害和尿路感染，同时还造成尴尬和消极的自我印象，严重影响老年人的日常生活和社会功能的实现，降低老年人的生活质量，因此，尿失禁又被称为"社交癌"。

尿失禁源于"指挥"失灵或"当事者"不力

膀胱是个负责暂时存放尿液的地方，没有接到大脑的"开闸"指令是不会随意排尿的。在某些情况下（如泌尿道或阴道感染刺激时）大脑因误判而发出错误指令，或大脑暂时对膀胱失去控制（神经紊乱、谵妄、昏迷等），或因膀胱出口的守门肌肉力量不够或不作为（药物副作用、膀胱无力、妊娠和分娩引起的盆底肌无力、前列腺肥大、盆腔器官脱垂等），尿液可以随随便便流出。

老年女性出现尿失禁，常与其年轻时妊娠与分娩有关。妊娠与分娩是产后女性出现尿失禁最主要的原因，由于在妊娠与分娩过程中，越来越大的宝宝对宝妈盆底韧带及肌肉造成过度的牵拉，导致膀胱底及上尿道的组织松弛。除此之外，女性的年龄、肥胖与激素水平也是导致尿失禁的重要原因。

导致尿失禁的最主要问题就是盆底肌松弛。男性、女性盆底肌肉群示意见图 7.2。

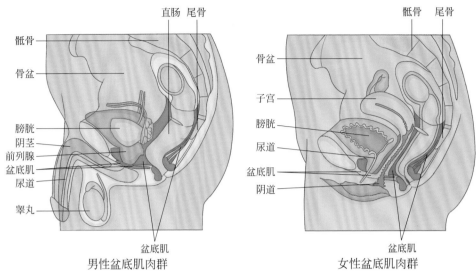

图7.2　男性、女性盆底肌肉群示意

对号入座不同类型尿失禁表现

常见的尿失禁有急迫性、压力性、充溢性、功能性以及混合性尿失禁。老年人尿失禁常为多因素所致，常表现为混合性尿失禁。

第一类，急迫性尿失禁。

当有强烈的尿意时憋不住，尿液就不受控制地经尿道流出来。常见原因有逼尿肌老化、心脑血管疾病、早期糖尿病等。生活紧张也是病因之一，有些人常会频频尿急忍不住，必须不断跑厕所，这些人也许并没有病，是生活过于紧张使然。

第二类，压力性尿失禁。

喷嚏、咳嗽或运动等腹压增高时出现不自主的尿液自尿道外口渗漏。

第三类，充溢性尿失禁。

由于尿道梗阻（尿道狭窄、前列腺增生）和膀胱收缩无力等原因所导致的慢性尿潴留后，膀胱在极度充盈的情况下，膀胱内压力超过正常尿道括约肌的阻力，尿液从尿道溢出。

第四类，功能性尿失禁。

发生在许多膀胱功能正常的老年人群，他们只是因为关节炎或其他疾病导致快速行动不便，造成上厕所难而出现漏尿。

第五类，混合性尿失禁。

不只是单一症状的尿失禁，称为混合性尿失禁。女性患病率 20% ~ 36%。其中以压力性尿失禁合并急迫性尿失禁最多见，可以表现为一种症状较为突出，两种尿失禁的症状可以互相影响，其治疗比单纯性尿失禁要复杂和棘手。

预防或减轻尿失禁有办法

为避免尿失禁带来的尴尬，可掌握以下几种预防或减轻尿失禁的办法。

方法一，防止尿道感染。

养成大小便后由前往后擦手纸的习惯，并做到及时清洗，避免尿道口感染。

方法二，做盆底肌肉群锻炼（图 7.3）。

做紧缩肛门和上提肛门及阴道周围肌肉的活动，每次把收缩力量集中在会阴盆底肌处，而不是腹部和腿部肌肉上。缩肛就是把大便忍住不让它出来的动作，收缩会阴部肌肉就是把尿"夹住"、不让尿流出来的动作，每次收缩维持 5 ~ 10 秒，分时间段每天训练 100 ~ 200 次。平躺、站立、坐位时都可以进行锻炼。

方法三，积极治疗慢性疾病。

肺气肿、哮喘、支气管炎、肥胖、腹腔内巨大肿瘤等，都可引起腹压增高而导致尿失禁，因此，老年人应积极配合医生接受正规治疗。

方法四，改善全身营养状况，适当减轻体重。

注意饮食和营养摄入，保证机体的营养需要。肥胖是尿失禁发病的原因之一，适度地减轻体重能改善肥胖妇女的尿失禁症状。

方法五，做膀胱锻炼。

定时排空膀胱，尿频者逐渐增加排尿间隔，规律排尿，勿长时间憋尿。

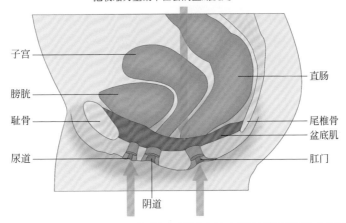

紧缩肛门和上提肛门及阴道周围肌肉，
把收缩力量集中在会阴盆底肌处

子宫

膀胱

耻骨

尿道

直肠

尾椎骨

盆底肌

肛门

阴道

收缩会阴部肌肉把尿"夹住"的动作　紧缩肛门和上提肛门把大便忍住的动作

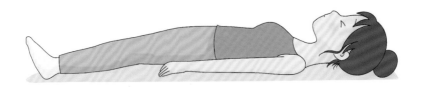

做紧缩肛门和上提肛门及阴道周围肌肉的活动，每次把收缩力量集中在会阴盆
底肌处，而不是腹部和腿部肌肉上，缩肛就是把大便忍住不让它出来的动作，
收缩会阴部肌肉就是把尿"夹住"、不让尿流出来的动作，每次收缩维持5~10秒

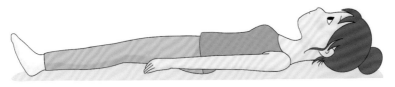

图7.3　盆底肌肉群锻炼示意

尿失禁老人应该到医院寻求帮助

如果有尿失禁的症状，千万不要放任不管，否则随着年龄增长，盆底肌
肉群功能会越来越差，症状越来越严重，而且还可能伴随不同程度的盆腔脏

器脱垂等盆底肌肉群功能障碍的疾病。因此，应该及时就医。不同尿失禁的病因，采用的治疗方法也不同。老年尿失禁的治疗方法有以下几项：

第一，去除引起尿失禁的病因。

对于暂时性尿失禁患者，如能及时去除病因，尿失禁症状会随之消失。不能及时针对病因治疗的，也能通过改善患者的一般状况，减轻尿失禁症状。

第二，做膀胱训练。

养成定时排尿的习惯。老人需要按照一个固定的时间表排尿，如每小时排尿一次，并慢慢延长排尿间隔。记录排尿日记。

第三，使用生物反馈传感器。

可让老人察觉到来自身体的信号，帮助老人重新控制膀胱和尿道肌肉。

第四，采用药物治疗。

应根据老人的具体情况选择药物。放松（平息过度活跃的膀胱），可能有助于急迫性尿失禁（膀胱性子太急，有尿意立马尿出），如奥昔布宁、托特罗定等；扩容（放松膀胱肌肉，增加膀胱容量），如米拉贝隆等；保持出口通畅（放松膀胱颈肌肉和前列腺肌纤维），从而使膀胱排空更容易，用于有急迫性或充溢性尿失禁的男性，常用 α 受体阻滞药如坦索罗辛、阿夫唑嗪等；调动出口区域协同工作积极性：女性外用雌激素，以阴道霜剂、环或贴剂形式使用低剂量外用雌激素，可能有助于调节和恢复尿道和阴道区域组织活力。

第五，导尿。

对急迫性尿失禁合并逼尿肌受损时应考虑间歇导尿，此时药物治疗为禁忌。

第六，电刺激、磁刺激。

对上述治疗均无效时可考虑采用电刺激或磁刺激治疗。

第七，手术治疗。

如果其他治疗方法无效，可通过多种外科手术治疗尿失禁，如膀胱颈悬吊术、脱垂手术、人工尿道括约肌植入术等。

第八，使用子宫托。

如果女性患者有膀胱或阴道脱垂，还可使用子宫托，它是置入阴道的一种坚硬的环，有助于托起靠近阴道的膀胱，防止漏尿。

正确照料尿失禁老人

尿失禁十分困扰老年人，不但老人的生活质量大受影响，情绪备受困扰，也给家庭带来沉重压力。作为家属，我们应如何正确照料尿失禁老人呢？

第一，设法接尿。

对女性患者可用女式尿壶紧贴外阴接尿液或用一次性纸尿裤。对男性患者可置尿壶接尿，或采用阴茎套连接引流袋接尿。

第二，留置导尿管引流。

对尿失禁严重的或有特殊治疗需求的老人，应去医院进行留置导尿，如需长时间留置导尿管，要在医院护士的指导下进行导尿管护理。

第三，观察排尿反应。

充溢性尿失禁老人膀胱充盈时可能出现腹胀、不安，照护人员应仔细观察，争取在尿液溢出前帮助老人排尿。每隔 2 ~ 3 小时提前协助排尿，适当挤压膀胱，有意识地控制排尿。

第四，给予情感支持。

尿失禁老人的心理压力大，常感到自卑，不和他人交往，期望得到理解和帮助，照顾者应尊重老人人格，给予精神上的安慰。

第五，做好皮肤护理。

保持皮肤清洁干燥，床上可用一次性尿垫，上面再覆盖一块柔软的浴巾，定时用温水清洗会阴部，防止皮肤长时间被尿液刺激而发生失禁性皮炎。

第六，做好日常保健。

多饮水促进排尿反射，每日摄入液体 2000 ~ 3000 毫升（约 6 瓶矿泉水），但入睡前限制饮水，以减少夜间尿量。训练膀胱功能，起初每隔 1 ~ 2 小时排尿，以手掌用柔力自膀胱上方持续向下压迫，使膀胱内尿液被动排出，以后渐渐延长排尿时间，并锻炼盆底肌肉，促进排尿功能恢复。

第七，清洗留置导尿管老人的外阴。

步骤 1：准备用物，如便盆（纸尿裤或看护垫）、防水布单、肥皂、毛巾、一次性医用手套、冲洗壶、温水。

步骤 2：将布单及便盆（纸尿裤或看护垫）放在臀下。

步骤 3：将会阴部打湿，戴一次性医用手套涂抹肥皂后擦洗会阴部（女性要拨开阴唇，男性要拨开包皮清洗，清洗或擦拭时应注意先清洗会阴部，最后再清洗肛门）。

步骤 4：一手拿水壶，在会阴部位置上方慢慢将水倒出，同时以戴手套的手洗去肥皂至清洁，冲洗后以毛巾擦干。

步骤 5：最后，重新更换导尿管粘贴部位，并固定好导尿管及尿袋的位置。

第八，注意老人居家留置导尿管事项。

事项 1——确保管路通畅：卧床老人应经常翻身、活动，可减少尿液混浊避免导尿管阻塞；翻身、活动后应检查导尿管，避免受压及扭曲致堵塞；沉淀物多时，建议每日经常挤压导尿管（一天至少三次）或每次翻身时即可协助执行，以避免沉淀物阻塞导尿管。

事项 2——防止尿路感染：每日最少清洁会阴一次，在阴道分泌物多时及排便后，应增加清洁的次数；尿袋高度应低于老人的膀胱位置（在腰部以下），以防尿液回流造成感染；尿袋不可放置在地上，必要时可在尿袋外面再套上塑料袋，以减少污染；尿袋内积尿不可太多（不超过半袋的尿），一天至少要倒三次，避免尿液回流至膀胱；请多给老人喝水，每天至少 1500 毫升的饮水量，每天尿量至少 1500 毫升；补充富含维生素 C 的食物（如柳橙、番石榴），可减少细菌繁殖，并依营养师或居家护理师的建议维持足够的营养增强抵抗力，以降低感染的发生率。

事项 3——防止导尿管滑脱：用别针固定尿袋于裤管或用丝袜固定导尿管于大腿，尿袋不可拖地；移位前先将尿袋小便倒干净，避免重力牵扯滑落，将尿袋透明管子处反折，迅速将尿袋提高更换位置，以避免尿液回流至膀胱。

事项 4——处理异常状况：换新的导尿管或不小心拉扯到导尿管都可能有出血现象，但很快就会停止，可密切观察。建议多饮水，以防止血块阻塞导尿管。若出血不止，建议就医；每日观察尿液的量、色及澄明度，若尿量突然减少，颜色变深或尿液混浊，建议就医；若有渗尿情况，可能因导尿管阻塞或其他原因引起，可观察渗尿情况并加强挤压导尿管；导尿管若不慎滑出，需迅速就医。

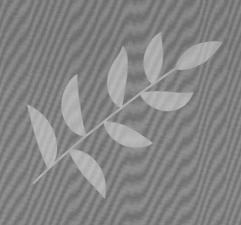

第八章

多米诺骨牌，一推就倒

衰弱

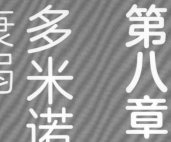

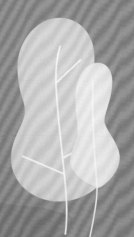

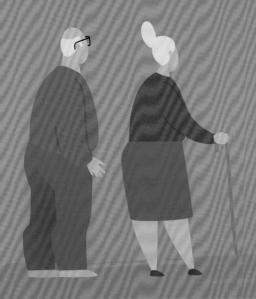

衰弱是老年综合征的主要"成员"

老年综合征是个庞大的家族，衰弱是这个"大家庭"的重要成员。

衰弱是指多个生理系统功能下降，机体对外界应激源脆弱性增加的一种状态。其核心特征是与年龄相关，多器官系统的生理储备和功能下降，导致个体依赖性增加，多一点工作都不堪重负，死亡率增高。其发生发展涉及多种机制和危险因素，表现为机体越来越脆弱，无法维持原来"一片祥和的"内部稳定状态，机体各部分工作效率不高，面对各种应激时，难以以最佳状态抵抗外来因素的入侵，发病和死亡的风险增加。

老年人衰弱往往是一系列慢性疾病、一次急性事件或严重疾病的后果。高龄、跌倒、疼痛、营养不良、肌少症、多病共存、多重用药、活动功能下降、睡眠障碍、焦虑、抑郁等都能与衰弱扯上关系，因此，衰弱是老年综合征的核心。老年人一旦到了衰弱状态，预后一般不好。衰弱就好比一条将老人引向失能的"罪恶之船"。部分老年人没有特异性疾病，但感到疲劳、乏力和消瘦，稍微受凉就导致严重感冒甚至肺部感染，也属于衰弱综合征的范畴。

有调查显示：60 岁以上人群老年衰弱综合征患病率为 12.3%，相当于不到 10 个人就有 1 人患衰弱；如果到了 80 岁以上比例就翻了 2 ~ 4 倍，并且其患病率随年龄增长而增加，女性高于男性。

衰弱不等于虚弱

知道了什么是衰弱，有的老年朋友可能会问，身体生病了，没力气是不是就是衰弱呢？其实啊，衰弱不等于虚弱，两个概念不要混淆。

衰弱患者可能有虚弱的表现，但并非所有虚弱表现都是衰弱导致。衰弱是特指的重要的老年综合征，而虚弱是泛指；衰弱有特定的诊断标准（疲劳感、体重轻、握力差、步速慢、活动少），而虚弱是指 75 岁以上，有心身疾病，入住医疗或养老机构，日常生活能力受损；二者的预后方面，衰弱极易发生跌倒等临床事件，虚弱则不一定发生。

衰弱综合征的原因错综复杂

医学上但凡被称为"综合征"的一般都不简单，要么原因复杂，要么症状繁杂，衰弱综合征正是这样，其原因错综复杂，下面我们就来看看：

首先，根据最近研究结果表明，衰弱综合征与阿尔茨海默病、认知功能障碍及抑郁有关；

其次，肥胖、厌食、吸烟也可能是老年衰弱综合征的始动因素；

再次，衰弱综合征与急性疾病、住院因素、躯体组成成分以及炎性因子有关；

最后，老年人躯体上的共患病与衰弱综合征有密切联系。主要包括：厌食、味觉下降和体重减轻；骨骼肌减少症；骨质疏松；关节炎，特别是骨关节炎；动脉硬化等。并且认为体重减轻与骨骼肌减少症是老年衰弱综合征发病的核心因素。老年衰弱综合征还可能与糖尿病、疼痛、贫血和髋骨骨折等疾病有关。

总之，衰弱综合征是由于老年人身体多系统生理储备减少和失调使机体脆弱性增加、维持自稳能力降低的一种可识别的临床状态或综合征。它涉及多方面、多学科，是生理、心理和社会环境共同作用的结果。

五个问题筛查老年衰弱综合征

衰弱是缓慢、逐渐发展的，其早期表现为疲劳和步速慢，因而尽早识别很重要。这里介绍简单的五个问题筛查老年衰弱综合征：

一问：您在上周多数时间里感到做每件事都很费力？

二问：您不能自己爬上一层至少十个台阶的楼梯？

三问：您自己行走 500 米的距离有困难？

四问：您患有 5 种以上已经确诊的疾病？

五问：最近一年，在未曾刻意减重的情况下，您的体重明显减轻达 3 千克以上或者明显减轻您一年前体重的百分之五？

如果符合任意三项（含）以上说明您已经是"衰弱状态"了；符合一或二项则说明您有"衰弱倾向"，也就是我们所说的"衰弱前期"；完全不符合者则恭喜您，没有"衰弱"。

尽早识别衰弱很重要

衰弱有时候表现症状不明显，许多老年人常常将注意力放在特定疾病如糖尿病或心力衰竭而忽视了衰弱。也有些衰弱老年人，并没有意识到要去寻求基本的医疗或当地权威机构的治疗，直到行动不便、卧床不起或由于很微小的刺激而出现谵妄（精神错乱）。因此，老年人的家属要长个"心眼"，学会尽早识别衰弱，这样才能尽早采取措施，以延缓它的进展。

衰弱老人好比"纸糊的船"，外面看起来似乎没有什么问题，但经受各种应激（如感染、手术、急性疾病）的能力很差，一个小的风吹草动即可能推倒第一张多米诺骨牌（图 8.1）而产生一系列不良事件。如果您身边的老人出现不明原因的体重下降（在没有主动节食、接受手术或发现糖尿病、甲状腺功能异常的情况下），伴随明显乏力、活动能力下降，尤其是发现老人情绪低落、兴趣减退时，应当警惕。一方面，应当到医院做一些检查，以排查器质性疾病（如肿瘤）；另一方面，要在专业团队的协助下全面筛查是否存在衰弱及抑郁情绪等，尽早识别导致衰弱的可逆性因素（如抑郁、营养不良），通过制订营养和运动方案、治疗抑郁和睡眠障碍、合理补充维生素 D_3 等措施，衰弱能得到不同程度的纠正。

老年衰弱综合征最佳预防策略包括：积极的生活方式，科学的饮食，适量、规律的运动，良好的心态，有效控制慢性病及老年综合征。

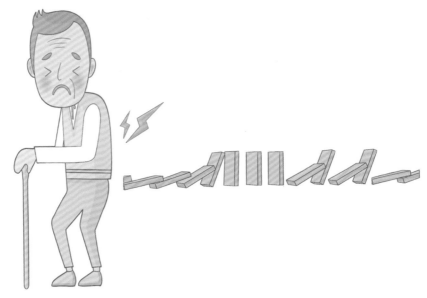

图8.1　衰弱老人的身体状况犹如多米诺骨牌

 案例：患衰弱综合征的章爷爷

　　章爷爷，76岁，患有高血压、冠心病、心房颤动（房颤）、糖尿病、痛风、肾病综合征、慢性肾功能不全、慢性支气管炎、前列腺肥大、右上肺结节、双侧膝关节病变、腰椎间盘突出等疾病。两年前这些慢性病基本稳定，身体情况都很好，能做家务、打太极拳，还经常和朋友一起打牌。最近一年多，感觉体力明显不如从前，特别是近半年以来记忆力也明显减退，虽然还能生活自理，但是感觉乏力，太极拳也没有打了，也不想出去玩牌了。女儿将他带到医院的老年内科门诊就诊，医生安排专职人员给他做了全面的老年综合评估，发现有严重肌少症（肌肉量和肌肉功能、躯体功能都下降）、衰弱前期（有5种以上的疾病；上周多数时间里感到做每件事都很费力）、中度混合性尿失禁等老年综合征，建议老人住院，接受多学科的综合治疗。

案例解析：医师仔细询问章爷爷的病史后，得知老人因为痛风，很多食物如鸡、鸭、鱼、肉、海鲜以及豆类等都不敢吃了，每天进食量也有减少，老人家由于营养摄入不足以及多个慢性病的影响，导致了衰弱和严重肌少症，从而出现了前面所说的躯体功能变差的情况。好在老人家目前还处于衰弱前期，通过一些针对性的有效干预，他的身体功能是可以得到恢复的。

第九章

肌肉减少，力量下降

肌少症

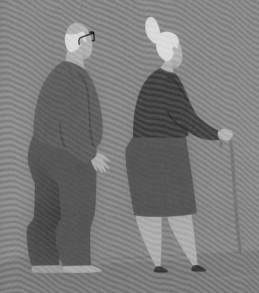

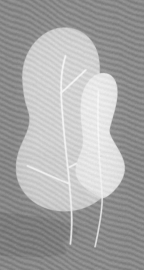

认识肌肉

　　肌肉与我们的生活息息相关，如大家所熟悉的吃饭要用到咀嚼肌、眼睛里有调节视力的肌肉、消化道有促进消化的肌肉、心跳维持有心肌、机体活动需要用到骨骼肌等，离开了肌肉我们人体寸步难行。接下来，我们就一起来认识一下肌肉吧。

　　人体有肌肉600多块，它们大小不一，分别由不同数量的平行排列的肌细胞（肌纤维）组成。全身约有60亿条长长短短的肌纤维，肌细胞之间夹有结缔组织、淋巴、血管、神经，它们负责固定肌肉，同时为肌肉提供营养、运走废物、传递指令。

　　一般人的肌肉占体重35% ~ 45%（差不多三成~五成）。肌肉的分布也按照"多劳多得"的原则，那些做功多任务重的肌肉，"个头"自然就大些。大块肌肉重约2千克，小块的肌肉仅有几克。附着于骨头上的肌肉被称为骨骼肌，通过弹性收缩和舒张协助人体完成各种运动，这些肌肉的收缩受大脑意识的支配，又称为随意肌，容易疲劳；另一类肌肉则分布于内脏、血管，它们的收缩活动不受意识支配（不随意肌），但却是维持人体生命活动的重要部分，它们从不表功、从不喊累，只要有需要，随时出勤。肌肉除了收缩运动功能外，还有内分泌和贮备功能，是巨大的氨基酸贮备库，具有重要的调节功能，因此，肌肉是公认的"生命器官"和"组织器官"。

人老肌肉"衰"

　　肌肉也是有年龄的，随着年岁的增长，肌肉也会自然地老去。从30岁开始，人体骨骼肌肌量达到峰值，此后每年减少1% ~ 2%，骨骼肌力量每年减少1.5% ~ 3%。随着人的年龄不断增长，由于富有弹性的骨骼肌减少，机体只得由结实但缺乏弹性的结缔组织补充。这些结缔组织只能撑撑门面，肌肉的灵活性和力量它都没有，这就是为什么人老了，不但没力气，而且还不灵活，反应迟钝，动辄闪腰摔跤。正是所谓的人老肌肉"衰"（图9.1）。

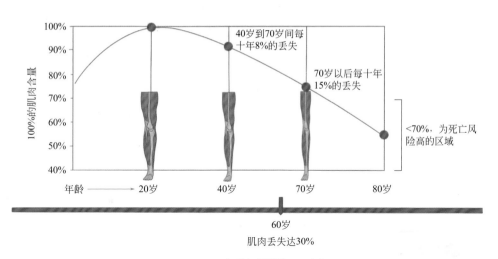

图9.1　肌肉随年龄增长而减少

有一种疾病叫"肌少症"

　　肌肉除了上面所说的自然衰老外，还有一种肌肉疾病，那就是肌少症。肌少症是一种疾病，是肌肉非正常的衰竭，常见于老年人，也可发生于非老年人群。早在1989年，有一位叫Rosenberg的美国专家，首先注意到了年龄相关的肌肉量减少会对健康产生广泛的不良影响，导致一系列不良事件如骨折、跌倒、失能甚至死亡的发生，因此提议使用骨骼肌减少，即"肌少症"这一术语（图9.2）。

　　2010年欧洲老年人肌少症工作组将肌少症定义为老龄化进程中以骨骼肌质量及力量下降为特征的临床综合征，并伴有失能、生活质量降低甚至死亡。

　　肌少症作为老年性疾病中的一种，具有较高的发病率、进展隐匿、渐行加重、不良影响广泛等特点。鉴于其在老年人群中高度流行，对健康的影响重大，肌少症已于2016年正式入编世界卫生组织《国际疾病分类》。

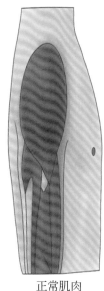
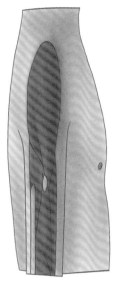

正常肌肉　　　　　　　　肌少症肌肉

图9.2　正常肌肉与肌少症肌肉

引发肌少症的原因

　　肌少症的发生与多种因素有关，接下来我们一起来了解一下常见的原因。

　　最主要的当然就是年龄因素，肌少症常见于老年人、体力活动缺乏者、慢性疾病患者及各种恶性肿瘤患者。年龄越大，肌少症发病率越高。据统计，在 60 ～ 70 岁的老年人中肌少症的发病率为 5% ～ 13%，80 岁以上的老年人发病率则高达 11% ～ 50%。肌少症与衰弱、跌倒、失能、生活质量下降、死亡等不良结局风险增加密切相关，并带来高额的医疗费用和经济负担。

　　除年龄外，营养、运动、疾病也是肌少症发生的原因。

　　先来看看营养因素：很多老年人以"千金难买老来瘦"为信条，饮食上苛刻自己，尤其是蛋白质类的食物摄入太少，久而久之，机体缺乏生命的重要物质——蛋白质。肌肉合成的原材料不够，甚至还主动献躯——分解以缓解机体燃眉之急，出现肌肉减少。

　　再来看看运动因素：在机体奖勤罚懒的机制下，运动增加肌肉供血，特别是抗阻运动，不喜爱运动锻炼的老年人，缺少了肌肉合成的加工厂，也会导致肌肉减少。

最后看看疾病因素：甲状腺功能亢进症、肺结核、慢性阻塞性肺疾病、癌症等消耗性疾病，也会造成肌肉的分解大于合成，从而导致肌肉减少。

肌少症和老年人正常的肌肉减少有区别

肌少症与老年人的正常肌肉减少是一回事吗？当然不是！

肌少症的发生确实是与增龄有关，但是，同样的年龄，患同样的疾病，一部分人下降速度较慢，而有些人下降速度则更快。就好像两个80岁的老人，都患有相同的慢性疾病，一个生活质量很高，可以外出活动和旅游；另一个则不能外出，日常生活靠保姆照料。他们之所以有如此大的差别，就是因为他们的肌肉功能不一样。所以像后者肌肉衰退速度明显快于正常衰老，我们才把它诊断为肌少症。

肌少症的后果

好了，上面我们对肌少症有了大概的了解，那么患上肌少症后会产生什么样的后果呢？

可别小瞧老年人的肌少症肌无力！肌肉功能下降，首先容易影响它的合作伙伴——骨骼。本来活动能力下降就容易发生跌倒，更有甚者，骨质疏松、骨折、骨关节炎症等也喜欢来火上浇油，使老年人丧失独立生活能力，或长期需要照料，增加住院风险，提高住院期间的护理成本，增加医疗费用，死亡风险增加。如果是盆底肌群肌无力，则导致尿失禁，使尿路感染的风险增加；呼吸肌功能障碍会增加呼吸衰竭和吸入性肺炎的风险；咀嚼肌肌力下降和吞咽功能障碍，会导致营养不良的发生。

什么情况下需进行肌少症筛查？

肌少症的发生悄无声息，但也会留下些蛛丝马迹，出现以下这些情况，我们就可以顺藤摸瓜进行筛查：

老年人如果患有多种慢性疾病（慢性心力衰竭、慢性肺病、糖尿病、慢性肾病、结缔组织病、结核分枝杆菌感染及其他慢性消耗性疾病等），1个月内不能察觉的体重下降超过原来体重的5%，或者出现消瘦、虚弱、四肢纤细无力、洗脸毛巾拧不干、打不开矿泉水瓶盖、易跌倒、步态缓慢、行走困难等现象，我们需要对他们进行肌少症筛查，以达到早发现、早诊治、早预防的目的。

学会肌少症风险自我筛查的四种方法

老年人可以通过以下几种简易方法，自我评估是否存在肌少症风险，若任一筛查结果是阳性，则需到医院进一步评估确诊。

第一种方法：简易五项评分问卷。

这个问卷通过上肢肌肉力量、步行能力、站立试验、爬楼梯试验和跌倒史五个方面进行评估。

一是上肢肌肉力量的测评，看看提5公斤的重物，会不会觉得费力？

二是步行能力，看看您自己在房间里正常地行走，没有任何辅助工具的情况下，是否有困难？

三是站立试验，看您从椅子上站起来，不借助上肢的力量，能不能自己站起来？

四是爬楼梯试验，看您爬一层楼或十级台阶，会不会有困难？

五是跌倒史，请您回忆一下，过去1年内是否出现过在没有任何外力撞击的情况下，发生不明原因的跌倒，跌倒过几次？

以上五个问题，每项回答"是"计 2 分，共计 10 分，总分大于等于 4 分预示肌少症发生风险增加。

第二种方法：指环测试小腿围。

一般男性小腿围要大于等于 34 厘米，女性大于等于 33 厘米。可以用皮尺测量，也可以用自己的手指测量，具体方法是用双手环绕小腿最大的部位，小腿与手环中间空隙越大，患肌少症的风险越大（图 9.3）。

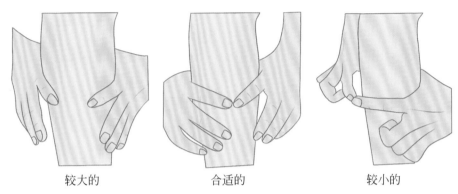

| 较大的 | 合适的 | 较小的 |

图9.3 指环测试小腿围

第三种方法：握力测试。

有老人的家庭可以买一个弹簧式的握力器，将握力器装好电池，打开电源开关，将握力器调整到公斤模式并清零。老人取站立位，双脚与肩同宽，有力气的那只手自然下垂，用最大的力气抓握握力器之后松手，查看握力器读数。男性低于 28 公斤，女性低于 18 公斤，为筛查阳性。

第四种方法：五次起坐试验。

准备一把座高 46 厘米没有扶手的椅子，老人坐在椅子上，双手交叉放在胸前，起身站直再坐下，重复 5 次，用秒表记录完成的时间，超过 12 秒为筛查阳性。

握力测试

五次起坐试验

人体成分分析可协助肌少症诊断

如果自我筛查结果阳性，建议您到医院老年门诊就诊，通过仪器检查，测量出您的四肢肌肉指数（肌肉量），再结合握力测试（肌肉力量）和五次起坐试验（肌肉功能）结果，得出肌少症诊断结论。

别让你的肌肉"挨饿"

肌少症的防治措施主要是营养和运动，其中营养很重要，要知道，肌肉也是要"吃饭"的，所以预防肌少症，千万别让你的肌肉挨饿。以下几个方面要注意：

第一，保证足量的蛋白质供给。

肌肉的"主食"是蛋白质、钙和维生素 D，其中与肌肉质量最直接相关的营养素是蛋白质。在日常生活中，注意饮食的摄入，尤其要增加蛋白质的摄入，比如鸡蛋、牛奶、瘦肉、豆制品等都富含大量优质蛋白质。按照目前肌少症推荐方案，蛋白质摄入量为每天 1.0 ~ 1.5 克 / 千克体重，而且应以优质蛋白质为主。如果一定要在碳水化合物、脂肪和蛋白质当中排一个次序，那么对于老年人群，蛋白质的重要性应放在第一位，也就是说吃好比吃饱更重要。

如果老人由于牙齿或吞咽等问题导致饮食摄入不足，或存在甲亢、手术、肺部疾病等其他过度消耗的因素时，必须考虑蛋白质或氨基酸的营养补充治疗。充足的亮氨酸供给能增强肌肉的合成代谢。乳清蛋白中亮氨酸含量相对较高，对于特定人群，适当补充乳清蛋白是一个不错的选择。因此可以补充一些成品营养制剂，比如乳清蛋白粉，大约 1 千克牛奶可提取乳清蛋白 7 克。老年人每天要保证摄入 1 ~ 2 千克牛奶是比较困难的，但是可以较为轻易地摄入 7 克乳清蛋白。

第二，保证钙的补充。

钙可以减缓骨质流失，防止肌肉萎缩。人体中的钙有 99% 存在于骨头及牙齿之中，剩余的 1% 分散于各种软组织和体液中，这些钙质与神经传导、肌肉兴奋与收缩、血液凝固等作用息息相关。富含钙的食物有牛奶、绿叶蔬菜、豆制品、奶酪、虾皮、小鱼干等。

第三，补充足够的维生素 D。

这个"D 先生"可以促进钙的吸收，改善肌肉含量或者改善肌肉功能。补充维生素 D 的方法中有一个最重要的方法，就是晒太阳。因为从皮肤中合成维生素 D 的含量是很高的，我们可以在紫外线充足的情况下，暴露上臂和下肢皮肤，每天日晒 20 分钟，从而增加皮肤维生素 D 的合成。另外，老年人可以口服维生素 D 制剂，推荐摄入量为每天 800 国际单位。比如活性维生素 D，对肝肾功能无明显影响，建议老年人在专科医生的指导下适当服用。

别让你的肌肉"偷懒"

增加肌肉运动

生命在于运动，运动是获得和保持肌肉含量与肌肉力量最为有效的手段之一，预防肌少症，另一重要的举措就是别让你的肌肉"偷懒"。

很多老人认为每天洗衣、做饭、搞卫生从早忙到晚，活动量够大了。但是，这些都不是能够增加肌肉含量的运动。真正能够增加肌肉含量的有效运动，我们称为抗阻运动。比如老年人选择适合自己重量的哑铃，或者家中可以找到的矿泉水瓶等适合托举的重物，手臂自然抬举，这就是上肢有效抗阻力运动的方式。下肢的锻炼方式，可以选择游泳或者蹬踩健身器材。还可以通过眼球运动锻炼眼部肌肉，鼓腮动作锻炼口腔肌肉，缩肛运动锻炼盆底肌肉群等方式来强健全身肌肉力量。

老年人也可以到一些专业机构或者高档养老院中的水疗区域，在专业的医疗人员指导下，在水池中行走，对抗水流流动速度，从而起到抗阻力作用，还可以在水域中做一些蹬踩和简单的游泳等运动。水中运动尤其适合骨关节炎的老年人，因为在水池中，水的浮力可以帮助改善肌肉含量，同时不对骨关节造成二次伤害。

无论是简单的抬举矿泉水瓶的动作，还是更为复杂的抗阻力运动，最重要的是注意安全，循序渐进。老年人锻炼的强度以达到微微出汗或者稍稍感觉到疲乏的程度为宜。通过坚持锻炼，肌肉功能提高，耐受程度会逐渐增加，运动量也可以适当增加。

"存钱不如存肌肉"

老年医学界开始流行一句话，叫"存钱不如存肌肉"，这话一点不假。

机体的大部分运动都需要肌肉收缩来完成，肌肉对身体代谢、骨骼保护有着重要意义。人老腿先衰，衰的就是腿部肌肉。如果不刻意锻炼，岁月就会偷走你的肌肉。

肌少症越早预防越好，增强个体肌肉含量及肌肉力量，应该在中青年时期即开始做好肌肉储备。良好的肌肉储备将是一个人步入老年后的一笔巨大财富。肌肉储备不一定让老人活得更长，但能让老年人生活质量更好。肌肉强壮的老人 70 岁仍然可以精神饱满、生活自理、不依赖人，这样才是老人的福气。从功能的角度看，若残障、失能，即使活到 100 岁，如果有 20 年是卧床不起，或者是需要他人照料的状态，这种生活品质肯定不是我们想要的。所以说"人生一辈子，存钱不如存肌肉"！

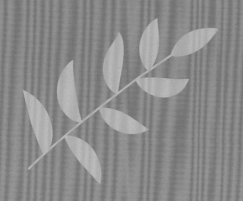

第十章

骨头流失、骨骼稀松

骨质疏松症

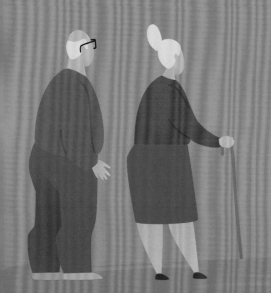

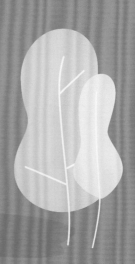

认识骨质疏松症

大家对骨质疏松症应该都不陌生。骨质疏松症是一种全身性骨疾病，是人体步入老年的进程中不得不面临的健康问题。由于多种原因使得骨钙的流失大于生成，最终以骨量减少、骨的微细结构发生破坏，导致骨脆性增加和易发生骨折为结局的全身性疾病。简言之，就是骨骼没有了它原有的致密度，变得稀松了，患者可表现为骨痛、骨折等症状。

中老年人出现这些情况提示有骨质疏松症

骨质疏松症有哪些症状呢？当中老年人出现这些情况提示有骨质疏松症：

其一，疼痛与肌无力。

一般是腰背部疼痛或全身骨痛，活动后易乏力。

其二，莫名其妙就骨折了。

常因轻微活动或创伤，如弯腰、负重、挤压或摔跤等发生骨折。常见的骨折部位为腰背部、髋部和手臂。

其三，不知不觉变成驼背了。

脊柱骨质疏松严重时，可出现压缩性骨折，引起变矮或驼背。驼背的特点是呈弧形，也称老年圆背。

骨质疏松症导致的最大麻烦是骨折

骨质疏松症发生后，可能有腰酸背痛、弯腰驼背的情况，这些似乎没什么大碍，最大的麻烦是骨折。骨质疏松症早期没有明显症状，晚期大多数患者会出现全身关节疼痛，甚至稍有不慎受到磕碰便摔成骨折，因而给患者带来许多大大小小的麻烦，甚至因此致命，所以被称为"沉默的杀手"。随着我国老年人口的增加，骨质疏松症发病率处于上升趋势，据调查，50岁以上的女性3个人中就有1个人可能发生骨质疏松性骨折，男性的比例则略低，为1/5。

老年人骨折后大多恢复慢，并发症多，生活自理能力受限，部分患者再次骨折，部分患者一年内死亡。尤其是髋部骨折患者中，长期卧床可引起肺部感染、心血管疾病，在骨折后一年内的死亡率高达20%。由此可见，老年人骨质疏松性骨折发病率较高，危害极大，会直接导致老年人致残率和死亡率的增加，因此应引起高度关注。

 ## 案例：被骨质疏松症盯上的范阿姨

> 范阿姨近70岁，平常身体健康。儿女平时工作忙，她就是儿女的好帮手，买菜、做饭、扫地等家务样样行。不幸的是有一次范阿姨上厕所，摔了一跤，导致髋部骨折，到医院检查发现患有骨质疏松症，做了髋关节置换手术，出院后基本只能卧床休息。半年后，范阿姨的活动能力大不如前，整个人也没有以前的精气神，衰老许多，以往拿手的活儿如今却总显得吃力。

案例解析：范阿姨就是典型的骨质疏松症患者。她平时稍微有点背痛，但不影响生活，就没去重视它，也没做过骨密度检查，更没有补充过维生素D和钙，殊不知骨质疏松早就"盯"上她了，慢慢地骨量减少，骨组织结构被破坏，骨脆性增加，不小心摔一跤便骨折了。所以说，骨质疏松要早发现、早治疗。

骨质疏松症与这些因素有关

生活中，相同的年纪，有的人发生骨质疏松症，而有的人则不会，因为骨质疏松症与以下这些因素有关：

第一，人种因素。

白色人种和黄色人种患骨质疏松症的风险高于黑色人种。

第二，年龄因素。

年龄越大得骨质疏松症的概率越高。

第三，性别因素。

女性绝经后雌激素水平明显下降，骨组织失去雌激素的保护会出现骨吸收强于骨形成，因此老年女性骨质疏松症患病率高于男性。

第四，家族因素。

有骨质疏松症家族史的人患病率高些。

第五，不良生活方式。

①不爱运动的"懒人"患骨质疏松症的概率高于喜爱运动的"勤快人"。各种原因导致的活动减少，肌肉力量减弱，对骨骼和成骨细胞的刺激减弱，骨形成减少而骨吸收增加。②有长期吸烟、酗酒、喝浓咖啡、长期过度饱食、不当节食减肥等不良生活方式，患骨质疏松症的风险明显增加。

第六，营养不均衡。

蛋白质摄入过多或不足、高钠饮食、低体重、钙摄入不足和维生素 D 缺乏，易引起骨质疏松症。

第七，日照不足。

人体的维生素 D 一半来自日光照射，因此日照偏少者也是骨质疏松的高发人群。

第八，疾病因素。

性腺功能低下，慢性胃肠功能紊乱，慢性肝肾功能不全，糖尿病，甲状腺功能亢进症，卵巢、子宫、胃大部、小肠切除者等，易患骨质疏松症。由此看来，许多疾病也成为了骨质疏松的帮凶。

第九，药物因素。

服用糖皮质激素、抗癫痫药、甲状腺激素及甲氨蝶呤等影响代谢药物者，易患骨质疏松症。糖皮质激素治疗 6 个月以上患者中，骨质疏松症的发生率大约为 50%。

骨质疏松症高危人群识别十问十答

存在骨质疏松症危险因素的人群为患骨质疏松症的高危人群。高危人群应当尽早到正规医院进行骨质疏松检测，做到早诊断、早预防、早治疗。那怎么知道自己是骨质疏松症的高危人群呢？

以下十个问题可以帮助进行骨质疏松症高危情况的自我评估，任何一项回答为"是"者，则为高危人群：

① 您是否曾经因为轻微的碰撞或者跌倒就伤到自己的骨骼？

② 您连续 3 个月以上服用激素类药品吗？

③ 您的身高是否比年轻时降低了 3 厘米？

④ 您经常过度饮酒（每天 2 次，或一周中只有 1 ~ 2 天不饮酒）吗？

⑤ 您每天吸烟超过 20 支吗？

⑥ 您经常腹泻（由于腹腔疾病或者肠炎而引起）吗？

⑦ 您有没有轻微碰撞或跌倒就会发生髋部骨折的情况？

⑧ 女士回答：您是否在 45 岁之前就绝经了？

⑨ 您是否曾经有过连续 12 个月以上没有月经的情况（除了怀孕、哺乳期间）？

⑩ 男士回答：您是否有阳痿或者缺乏性欲这些症状？

预防骨质疏松症要做到心中有数

人的衰老无法阻止，但延缓与衰老相关的骨骼退化是可能的。老年人应该如何预防骨质疏松症呢？主要从以下几个方面着手：

首先，定期的体检。

随着年龄的增长，人体的各项机能也开始逐渐出现问题，特别是在进入中老年后，因此应该定期体检做微量元素及骨密度的检测。骨质疏松症是由于人体内钙的大量流失所造成的骨密度下降。因此，定期体检，有利于老年人骨质疏松症的预防。

其次，养成良好的生活与作息习惯。

老年人应该保持充足的睡眠，适当运动，增强机体力量，提高机体韧性。进行合理的膳食安排，增加饮食中钙及适量蛋白质的摄入，低盐饮食。钙质的摄入对于预防骨质疏松症具有不可替代的作用。牛奶、豆类、瘦肉、鱼、虾皮、芝麻酱、核桃仁、蛋类等均含有大量钙，可经常食用。生活中要尽量戒烟，对于酒、咖啡等饮用要适度，同时也可以辅助一些补钙的营养制剂，补充由于食物不均衡引起的钙的大量流失。

最后，要进行有针对性的户外运动。

适当户外运动有助于骨质疏松症的预防。户外运动时接受阳光照射会对维生素 D 的生成及钙质吸收起到非常关键的作用。正常人平均每天至少应有 20 分钟日照。适当的有氧运动可以促进人体新陈代谢的正常运转，维持生理平衡。老年人经常做有氧运动，不仅可以增强体质，还有助于新陈代谢的运转，延缓骨钙流失。适合老年人的运动方式有散步、慢跑、做健身操、打太极拳等，运动时间和强度要循序渐进，贵在坚持（图 10.1）。

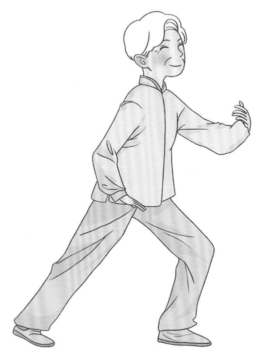

图10.1　打太极拳老人

案例：刘阿姨"大姨妈"走后导致的骨质疏松症

　　刘阿姨今年60岁，54岁时停经，平时身体健康，喜欢打麻将，每天都要打4个小时以上，经常半夜12点才睡觉。近期总觉得腰背部疼痛，劳累后加重，于是到医院进行身体检查，检查结果为骨质疏松症。医生建议其采取措施防治骨质疏松，以免出现骨折等更严重的情况。

　　案例解析： 刘阿姨就是典型的原发性骨质疏松症中的绝经后骨质疏松症。她绝经后体内雌激素急剧减少，破骨细胞功能增强。破骨细胞促进骨骼被自己的身体吸收入血液，之后以钙离子的形式排出体外，加速骨的丢失，刘阿姨体内的骨钙就这样一天天被"偷走"。加上她平时活动较少，也很少接受日光照射，使一种叫作维生素D的物质生产减少，它是钙被人体吸收的好帮手，就这样，刘阿姨体内的钙流失增加，而吸收又不足，双重作用下促成了骨质疏松。好在她目前的骨质疏松还没有引起严重后果，需要在医生的指导下进行治疗。

骨质疏松的治疗要对症下"药"

　　老年人发生骨质疏松后该如何进行治疗呢？首先要及时就医，不要自行地、盲目地喝骨头汤、吃钙片进行"治疗"。因为造成骨质疏松的原因有很多，不单单是由缺钙造成的，因此一定要"对症下药"。

　　建议60岁以上的人群首先要在医师指导下适当服用钙片、维生素D、某些合成激素等安全有效的药物，这些药物一方面阻止骨骼被破坏吸收（如降钙素、二磷酸盐、雌激素等），另一方面促进骨形成（如钙剂、氟化物、合成类固醇、维生素D及活性维生素D、甲状旁腺激素以及异黄酮）；其次就是要改变生活方式，进食富含钙、低盐和适量蛋白质的均衡饮食；注意适当户外运动；避免嗜烟、酗酒；慎用影响骨代谢的药物。

骨质疏松服药治疗有讲究

当我们服用治疗骨质疏松药物时要注意以下几点：

第一，正确服药。

服用钙剂最好在餐前餐后 2 小时服用，空腹服用效果最好。服用阿仑磷酸钠应晨起空腹服用，用 200 ~ 300 毫升温开水送服，服药后 30 分钟不能平卧，应站立或坐下以减少对消化道的刺激，其间不能进食牛奶、果汁等饮料。服用性激素时，剂量要准确，与钙剂、维生素 D 同时使用效果更好。

第二，多饮水。

服用钙剂期间要适当多饮水以减少多余未被机体利用的钙盐沉积于泌尿系统引发结石或损伤肾脏。

第三，小心药物不良反应"搭便车"。

使用降钙素时可能出现食欲减退、恶心、面色潮红，轻者可以不予处理，重者要及时报告医师处理。服用雌激素应定期进行妇科检查和乳腺检查，监测肝功能。

治疗骨质疏松要搞清的几个观念

在防治骨质疏松的过程中，我们不要听信道听途说，要讲科学，专家是这么说的：

第一，治疗骨质疏松症不等于补钙。

简单来讲，骨质疏松症是骨代谢的异常（人体内破骨细胞影响大于成骨细胞，以及骨吸收的速度超过骨形成速度）造成的。因此，骨质疏松症的治疗不是单纯补钙，而是综合治疗，包括补钙和维生素 D、降低骨吸收、促进骨形成、治疗原发病等，需要"多管齐下"，建议到正规医院进行诊断和治疗。

第二，预防骨质疏松喝骨头汤不如牛奶效果好。

实验证明，一碗牛奶中的钙含量，远远高于一碗骨头汤。对老年人而言，骨头汤里溶解了大量骨内的脂肪，经常食用还可能引起其他健康问题。要注意饮食的多样化，少食油腻，坚持喝牛奶，不宜过多食入蛋白质和咖啡因等，所以骨头汤不如牛奶好。

第三，补钙产品并不是越贵越好。

有的补钙产品宣称"沉积好、吸收快"，有的宣称"颗粒小"，甚至推出了"原子钙""纳米钙"，让人们觉得钙越细小越易吸收，越贵肯定效果越好，殊不知，这些五花八门的广告只不过是在增加卖点，是对大众的一种误导。实际上人体对钙的吸收利用率和钙产品的颗粒大小无关。要看是否具有生物活性，生物活性越高，吸收利用率越高。

第四，骨质疏松症患者虽然容易发生骨折，但不需要限制活动。

骨质疏松症患者骨骼较脆弱，但不是不能运动。相反骨质疏松症患者进行适当体育锻炼，能够通过运动刺激缓解骨骼中钙的流失，维持骨关节稳定性、协调性、韧带活性，以降低关节损伤发生风险；保持肌肉组织富有弹性，加强对骨骼、骨关节肌肉保护作用，避免肌肉萎缩影响肢体运动功能稳定性。所以对骨质疏松症患者而言，适当锻炼可保证骨骼健康性。不过，需遵循专业医生的指导科学运动。

第五，伤筋动骨一百天，骨折患者术后不一定都需要绝对静养三个月。

这完全是一个误区，其实有些时候骨折患者术后是可以正常工作和活动的，特别是上肢骨折了，下肢是可以移动的，这时就可以做一些简单的工作。另外，老年人在骨折以后，甚至还没有给予固定时都可以做等长收缩，为什么呢？肌肉等长收缩运动，通俗来讲，可以称之为肌肉的"绷紧"，就是肌肉在做类似绷紧一放松的收缩运动，长度不改变，不产生关节活动，但是肌肉内部的力量会有增减，这种运动俗称"攥拳头暗使劲"。它可以很好地促进静脉回流，预防静脉血栓的形成，同时，给予骨骼关节一定力度的刺激，防止钙质流失。

案例：虽然伤筋动骨，老王不需要静养

　　老王82岁，身体健康，长期住在农村，一直坚持自己种菜。有一天在去菜地的路上，不小心踢到一块石头，摔了一跤，造成右手桡骨骨折，医生为其进行了石膏固定，告知老王不必卧床休息。老王本人和家属特别不理解，"我都伤筋动骨了，怎能不需要卧床休息呢"，他提出让医生开住院证，他要在医院休养三个月。经过医生的解释，老王这才理解。

　　案例解析： 有些情况下，经过骨科医生的评估，对于有些部位的骨折，只要把骨折的两端复位后进行固定，稳定后可以鼓励患者保持日常活动，避免走入误区，以为只要是骨折就要静养。不过也不能走极端，医生嘱咐制动，自己却因为症状不明显而不引起重视，一切活动照常，这样有可能加重骨折的错位，给治疗带来麻烦。可见，对"静养"的理解不能太绝对。

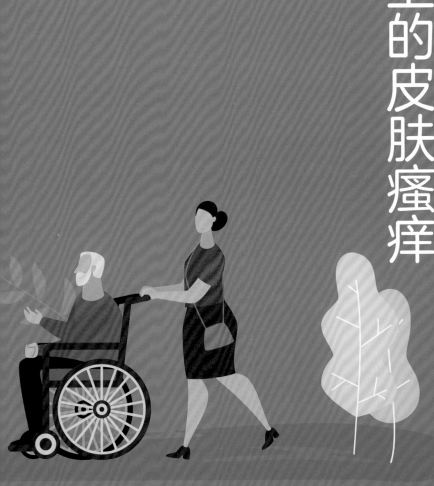

第十一章

持续6周以上的皮肤瘙痒

皮肤瘙痒症

老年皮肤瘙痒症不是那么简单

皮肤瘙痒，抓抓就好，然而，老年皮肤瘙痒症不是那么简单。

老年皮肤瘙痒症是指老年人出现的没有明显的原发皮疹、每天或者几乎每天发生的皮肤瘙痒，且持续时间在6周以上。这种皮肤瘙痒症无传染性，不遗传，女多于男，北方高于南方，秋冬季节发病更为常见；瘙痒程度因人而异，轻重不一，呈阵发性瘙痒；抓破皮、抓出血的现象常有发生，有的皮肤变厚变粗，颜色变深甚至化脓感染；夜间严重，影响睡眠。可见，瘙痒看似是小病，有时却令人无法忍受！

老年皮肤瘙痒症原因复杂

李大爷70岁，每到秋季后天气转凉，就觉得浑身瘙痒，特别是小腿内侧和腰部，晚上睡觉前更加明显，每天用热水洗澡后，还不过瘾，恨不得用开水烫呢。明明已经洗得很干净了，可是稍后又奇痒难耐。李大爷没少到医院，药也吃了不少，医生告诉李大爷是皮肤瘙痒症。这让李大爷很不解，到底是什么原因造成的呢？

老年皮肤瘙痒症发病机制复杂，目前尚不完全清楚。几句话还真没法回答李大爷的问题。大致与以下因素有关：

第一，环境因素。

冬天寒冷干燥，皮肤血管易收缩，导致老年人原本不多的皮脂和汗液分泌更加减少，皮肤的干燥加重，导致皮肤瘙痒。

第二，饮食因素。

饮酒，抽烟，喝浓茶、咖啡，进食虾蟹、辛辣食物等刺激皮肤，使其敏感性增加，诱发皮肤瘙痒。

第三，年龄因素。

老年人皮脂的分泌明显减少，皮肤内的水分丢失增多，致使老年人的皮肤干燥、弹性降低。同时因为老年人对周围环境变化的适应能力降低，例如气温过冷或过热，或接触有刺激性的物质，都可以引起皮肤瘙痒。

第四，感染因素。

寄生虫感染常常可以引起局部瘙痒，主要以肛门周围、外阴部瘙痒为主，如女性外阴瘙痒与白带异常有关；肛门瘙痒常与蛲虫病、痔疮、肛瘘及前列腺炎有关；阴囊瘙痒多与局部出汗和受到摩擦有关。

第五，疾病因素。

首先是糖尿病，其次是肝胆疾病、尿毒症、甲状腺功能亢进症或甲状腺功能减退症、缺铁性贫血等都可发生皮肤瘙痒。各种肿瘤早期可以引起瘙痒，或者以瘙痒为首发症状。因此对于慢性、顽固性老年皮肤瘙痒症患者，建议应该采集完整的病史并进行全面的体格检查和实验室检查，不可等闲视之。

第六，神经-精神因素。

精神焦虑、情绪抑郁、脾气暴躁和睡眠质量不好等，都可以引起皮肤瘙痒，并且随着情绪好坏加重或减轻。

🌿 老年人远离皮肤瘙痒八个妙招

知道了皮肤瘙痒的常见原因，那有什么方法减少它的发生呢？下面就给您支几招：

第一招，合理饮食。

饮食以清淡易消化为主，不过分控制油脂摄入。部分老年人由于担心血脂会升高而禁食脂肪，这种想法是错误的。正确的做法是以素食为主的前提下适当地进食脂肪，以维持身体健康，保证机体所需的热量，利于维生素 A和维生素 E 的吸收，使皮肤得到滋润。建议老年人要多进食新鲜的水果蔬菜，补充维生素；适量饮水，保持大便通畅，对于老年皮肤瘙痒症的治疗和预防也极其重要。此外，应忌烟酒，同时少饮浓茶、咖啡，少食辣椒等食物。

第二招，皮肤保湿。

皮肤衰老也是人体老化的一部分，皮脂腺、汗腺萎缩，皮肤变薄、变干燥是皮肤老化的常见表现，如果不加强日常护理，皮肤就会变得非常干燥。因此建议老年人洗浴后及时将保湿护肤用品涂满全身或者涂在容易发生瘙痒的地方。对于皮肤特别干燥者，可以一天多次涂抹，以保持皮肤的滋润度。选择富含维生素 E 或尿素的身体保湿乳。

第三招，科学洗澡。

洗澡不应太勤，冬春季节每周洗澡 1 ~ 2 次即可，每次时间在 10 ~ 15 分钟，夏天出汗多，洗澡次数可适当增加，微温清水冲洗一下即可；水温最好不要过高；洗澡的方式以淋浴为佳；避免使用碱性的洗浴用品，应选择中性或油性的护肤浴皂，尽量避免搓抓的动作；洗浴用品最好选用不含香料或色素的产品，以避免皮肤长期受到香料或色素刺激后变得异常敏感。

第四招，衣物选择。

不良质地的贴身衣服也会引发老年皮肤瘙痒症，选择衣物时应尽量选取舒适、松软的棉质品或丝织品，不要穿化纤或毛类、羽绒类衣物，避免产生静电。新买的衣服水洗后再穿，防止衣物中甲醛刺激皮肤。洗衣用品应选择中性洗涤剂，清洗要彻底，减少洗涤剂残留。

第五招，防寒保暖保湿。

冬季注意保持室内合适的温湿度，有条件的要使用加湿器（湿度保持在50% ~ 60% 为宜）。避免过度使用电热毯和暖气。

第六招，生活规律。

保持心情愉快，勿过度疲劳。可以养鱼、养花，培养良好习惯来陶冶情操，以分散对皮肤瘙痒的注意力。不看刺激性强的影视节目，睡前不喝浓茶与咖啡，以保证充足的睡眠。

第七招，适当锻炼。

适当的体育锻炼，可以促进皮肤的新陈代谢，提高皮肤对营养的吸收，还可以促进汗液的分泌，减轻皮肤干燥，缓解症状。平时可选择散步、打羽毛球、打太极拳、练气功等活动。

第八招，积极治疗原发疾病。

积极治疗原发病如糖尿病、肝胆疾病、慢性肾功能不全、甲状腺功能亢进症或甲状腺功能减退症、寄生虫病、霍奇金淋巴瘤、白血病、内脏恶性肿瘤、多发性骨髓瘤等，以去除引起皮肤瘙痒的病因。

神经－精神因素惹出的皮肤瘙痒症

 案例：张阿姨的皮肤瘙痒症，脾气暴躁也有份

> 60岁的张阿姨性格暴躁，最近感觉全身皮肤瘙痒，特别是在晚8点以后瘙痒达到高峰，持续到凌晨4点，入睡差，睡眠质量不高，全身皮肤可见抓痕、血痂，经过检查没有查出明显疾病。

案例解析：精神焦虑、情绪抑郁、脾气暴躁和睡眠质量不高等神经－精神因素，均可引起皮肤瘙痒，并随其情绪好坏减轻或加重瘙痒症。张阿姨皮肤瘙痒症状就是神经－精神因素引起的。

那么怎么来进行自我调适减轻瘙痒症状呢？要做到以下两点。

一是心理调适。

保持乐观的情绪，劳逸结合。积极参加社会活动，多与亲戚朋友联系、交往。培养兴趣爱好来陶冶情操，参加有趣的活动等分散和转移注意力，如看电视、听音乐、散步、养花、钓鱼等。

二是避免搔抓。

认识搔抓行为的危害，通过行为对抗训练，例如搔痒前握拳1分钟，进行放松训练，学习腹式呼吸法，通过拍打皮肤的方式代替搔抓等，来戒断瘙痒抓挠的恶性循环，从而让皮肤的屏障不被破坏。

对付瘙痒，千万别这样做

皮肤瘙痒在很多老年人中很常见，有的老年人会采取一些不恰当的应对措施，在这里要提醒各位老年人，对付瘙痒，千万别这样做：

第一，自己随意使用止痒药物。

止痒药物不能乱用，很多止痒的药水都含有一定量的酒精及收敛、干燥皮肤的成分，对于有皮肤瘙痒的老年人来说，可能会加重皮肤干燥，导致瘙痒更严重。还有一些常见的止痒药膏如曲咪新乳膏（皮康霜）、复方醋酸地塞米松乳膏（皮炎平）等，虽然可以一时止痒，但它们都属于激素类药膏，长期使用还可能出现一些副作用。因此，不要私自滥用药物，应该在医生的指导下使用。不适当的外用药常刺激皮肤，可加剧瘙痒。用药前应仔细阅读药物说明书，了解用药注意事项，以避免发生不必要的副作用。

第二，不洗澡或洗澡过勤。

对于皮肤瘙痒的老年人来说，洗澡要讲究，洗澡次数不宜过多，但绝对不是不洗，不洗澡身上容易滋生细菌，也容易引起瘙痒。而洗澡过勤则会破坏皮肤的角质层，而油脂是皮肤的天然屏障，失去油脂保护的皮肤容易干燥，进而导致皮肤瘙痒。

第三，盲目忌口。

很多老年人认为皮肤瘙痒要忌食所有蛋奶、鱼虾、牛羊肉等所谓易过敏的食物，其实不然。引起皮肤瘙痒的原因很多，有些与饮食有关，有些无关，要因人而异。

第四，热水烫止痒。

瘙痒的老年人都不约而同地喜欢用热水烫，认为这是止痒最快最有效的办法。其实不然，热水烫后会把皮肤的油脂破坏，皮肤就会更干、更痒，皮肤原有的炎症也会加重。所以提醒老年人，热水烫只能暂时止痒，但实际上致皮肤损伤更严重。

第五，用力搔抓止痒。

老年人出现皮肤瘙痒，便不自觉地用力搔抓皮肤来抑制难以忍受的瘙痒，而不断搔抓可使皮肤变厚甚至破溃、化脓，往往皮肤瘙痒没有减轻反而变得更严重。越抓越痒，越痒越抓，形成恶性循环（图11.1）。

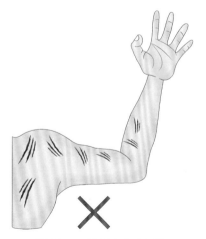

图11.1 搔抓止痒不可取

学点缓解皮肤瘙痒的中医妙方

老年皮肤瘙痒症，中医称之为"风瘙痒"。中医以祛风止痒、养血安神为治疗原则。中医常采用中药汤剂内服或中药外治法治疗，具体治疗方法如下：

第一种方法，内治法。

口服中药汤剂，予滋阴养血、调和营卫。中药配方应根据患者病情变化及个体差异增减药物及剂量，并在中医医师指导下使用。

下面是几种被现代医家用于治疗瘙痒且疗效甚好的中药制剂。

① 当归饮子加减：生地黄 30 克，蒺藜 30 克，何首乌 30 克，黄芪 30 克，白芍 15 克，防风 10 克，当归 10 克，荆芥 10 克，川芎 6 克，甘草 6 克。

② 地黄饮子加减：熟地黄 15 克，巴戟天 10 克，山茱萸 10 克，五味子 5 克，肉桂 10 克，茯苓 15 克，麦冬 10 克，远志 10 克，石斛 10 克，肉苁蓉 10 克，白芍 15 克，川芎 10 克，薄荷 3 克，大枣 3 枚。

③ 当归六黄汤加减：黄芪 15 克，当归 10 克，生地黄 15 克，熟地黄 15 克，黄芩 10 克，黄连 6 克，黄柏 6 克，钩藤 15 克，制何首乌 12 克，蒺藜 12 克，防风 10 克，甘草 6 克。

④ 四物汤加减：熟地黄 20 克，白芍 15 克，当归 10 克，川芎 10 克，茯苓 15 克，麦冬 12 克，玉竹 12 克，牡丹皮 15 克，甘草 6 克。

⑤ 养心安神止痒方：生龙骨 45 克，煅牡蛎 30 克，珍珠母 30 克，煅磁石 30 克，赭石 30 克，酸枣仁 30 克，柏子仁 20 克，远志 15 克，夜交藤 30 克，连翘 20 克，马鞭草 15 克。

⑥ 祛风止痒汤：太子参、熟地黄、川芎、炒白术、玄参、金银花、白僵蚕、防风、炒枣仁、当归各 15 克，茯苓、白芍各 30 克，麦冬、黄芪、蒺藜各 20 克，荆芥 10 克，甘草 6 克。

第二种方法，外治法。

中医外治法是独具中医特色的临床治疗方法，具有适应证广、禁忌证少、直达病所、定位治疗的特点，在老年皮肤瘙痒症临床治疗方面发挥着重要作用，能有效缓解症状、减轻患者病痛。中医外治法主要包括药物外治法和非药物外治法。

① 药物外治法：主要包括中药外洗、中药熏蒸、中药擦浴、中药膏剂外涂等方法，多具有祛风除湿、解毒杀虫、养血活血、凉血润燥的作用，如楮桃叶、苦参、黄柏、地肤子、蛇床子、白鲜皮、苍耳子、防风、当归、土槿皮、百部等。

② 非药物外治法：主要包括针刺疗法、艾灸疗法、穴位注射疗法、穴位埋线疗法、穴位按摩疗法、耳穴疗法、拔罐疗法、刮痧疗法等。

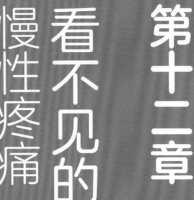

第十二章

看不见的苦

慢性疼痛

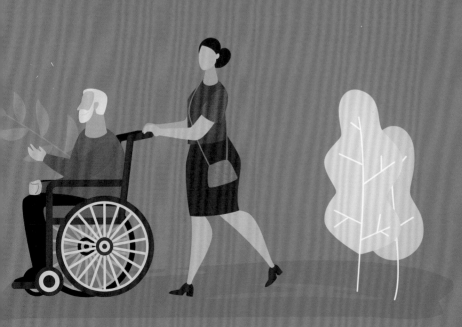

认识慢性疼痛

慢性疼痛是指以下四种情况：第一种情况，疼痛持续一个月以上；第二种情况，急性病已经好了许久，疼痛迟迟不走；第三种情况，受伤后伤口愈合许久了，疼痛还持续存在；第四种情况，经过数月或数年的间隔，某个部位的疼痛反复发作。如果说急性疼痛是疾病的一个症状，是正常的合理的疼痛，那么慢性疼痛就是不合理的疼痛，疼痛本身就是一种疾病。慢性疼痛分为 7 大类：慢性原发性疼痛（原因不明确）、慢性癌性疼痛、慢性术后痛和创伤后疼痛、神经病理性疼痛、慢性头部和颌面部疼痛、慢性内脏疼痛、慢性骨骼肌疼痛。

慢性疼痛有点难缠

慢性疼痛是老年人晚年生活中经常存在的一种症状。在 65 岁以上的老年人群中，约 80% 患者至少有一种慢性疾病，较其他年龄段的人群更易诱发疼痛。

疼痛是一种复杂的生理心理反应，严重影响老年人的生活质量。在生理方面，慢性疼痛不同程度地制约着老年人，影响其生活起居。老年人由于慢性疼痛，在沐浴、穿衣、如厕、行走、爬楼等日常生活方面的自理能力均有所降低。不仅如此，慢性疼痛亦可能导致老年人意外事件的发生。

慢性疼痛是老年人发生跌倒的一个重要危险因素，无论其疼痛部位和程度如何，均较无疼痛的老年人发生跌倒的概率大，而其中最易引发跌倒的为多发性关节炎引起的慢性疼痛。

在心理精神方面，表现为注意力不集中、焦虑、恐惧、抑郁，严重者可能失去控制，甚至出现自杀倾向。

在社会交往方面，表现为社会活动减少、孤独、依赖性增加等。慢性疼痛还会导致滥用药物，影响老年人的家庭、社会关系，导致老年人疲乏、睡眠障碍、全身功能降低、社会功能下降等。看来，慢性疼痛还真有些难缠！

慢性疼痛的常见原因

老年人慢性疼痛的常见原因有许多，下面我们来捋一捋：

最常见的是骨关节疾病：如有骨性关节炎、类风湿关节炎、痛风等疾病，会出现身体各关节疼痛症状。各种外伤、骨折、皮肤软组织挫伤，会导致身体相应部位疼痛。

其次就是动静脉血栓：各种动静脉血栓也会导致相应肢体冰冷或发烫，伴有剧烈疼痛。

再次就是脏器病变：各脏器慢性病变也会导致身体疼痛。

还有就是癌症患者：初诊的癌症患者，疼痛发生率为 25%，晚期癌症患者疼痛发生率则升至 60% ~ 80%，其中 1/3 为重度疼痛患者。

不是所有的肩部疼痛都是肩周炎

针对肩部疼痛，人们首先想到的是肩周炎，但并不是所有的肩部疼痛都是肩周炎，还有一种情况就是肩袖损伤。

肩袖是肩部四根肌腱的统称，是包绕在肱骨头周围的一组肌腱复合体。这些肌腱的正常运动使肩关节能上下左右活动自如而不发生任何不适。更重要的是，这些肌腱将肱骨头稳定于肩胛盂上，对维持肩关节的稳定和肩关节活动起着极其重要的作用。

肩袖损伤可分为急性损伤和慢性劳损两种，急性损伤常见于提拉重物、摔倒时肩部有支撑、被外力牵扯等。例如在公共汽车上扶拉杆或站立时突然急刹车，极易造成肩袖的撕裂。另外，搬重物猛然下坠也有可能造成肩袖撕裂，摔伤也会导致肩袖损伤。肩袖损伤常见于 60 岁以上的老人，长期从事网球、棒球、羽毛球、游泳等上肢举过头顶运动的人也比较多见。肩袖损伤（图 12.1）主要表现为肩部上举时疼痛，损伤严重的患者会有无力感，需要外力帮助才能完成上抬动作。

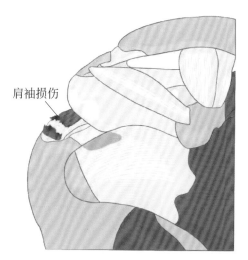

图12.1　肩袖损伤

　　肩周炎与肩袖损伤一个明显的区别是，肩周炎只是肩部上抬时有痛感，如果上抬的过程中肩部无力，需要对侧手帮助才能完成上举动作，就要考虑是否为肩袖损伤。肩袖损伤患者做举上臂进行类似攀爬动作等运动或者被人为强拉，有可能造成已经损伤的肩袖撕裂增大，一旦撕裂就必须手术。

 ## 案例：别拿小痛不当回事儿

　　65岁的王大爷最近总感觉肩部不适，提拉物品时肩部会有疼痛感，拿高处的东西总感觉肩部无力。王大爷一直以为是肩周炎就没太当回事，简单贴敷了一些治疗肩周炎的膏药。但是总不见好转，最近不适感更加严重了。在老伴的催促下，王大爷才去医院就医，检查发现王大爷得的是肩袖损伤，医生给出了治疗方案。对此，医生特别提醒患者，遇肩部疼痛切不可盲目自行用药，必须经专业诊断后治疗。

　　案例解析：因为肩周炎是非常常见的一种疾病，很多肩部不适的症状，大家首先会判断成肩周炎。但与肩周炎相混淆的疾病有很多，如肩袖损伤、肩关节周围撞击症、颈椎病等。其病因与机制不同，治疗方法也不同。有研究发现，60 岁以上因为肩痛就诊的老人中，肩袖损伤的比例高达 60%。所以有肩痛症状不一定都是肩周炎，肩袖损伤必须经过核磁共振才能发现，普通的 X 线片无法诊断。肩袖损伤严重者需要通过手术才能康复。

不明原因的疼痛有可能是癌症的早期信号

生活中有时候会发生某种不明原因的疼痛，这种疼痛有可能是癌症的早期信号，需要引起重视。美国癌症协会指出，任何持续性的疼痛都需要及时检查，医生通过询问病史和其他细节，可确定是否需要做进一步的检查以排除癌症。即使不是癌症，这些检查也可以找到疼痛的原因，并进行必要的处理。癌症的早期信号表现各异，下面列举几个比较常见的情况。

第一，头痛需排除脑部肿瘤。

如果头痛持续存在，一段时间不好还越来越严重，甚至伴有恶心、呕吐、视物不清，需要及时到医院检查，在排除了其他原因导致的头痛后，需考虑是否存在原发性脑瘤或其他部位肿瘤转移至脑部，以免延误治疗时机。

第二，胸骨后疼痛应警惕上消化道肿瘤。

胸骨后疼痛伴有灼烧感、吞咽不顺畅，可能是食管癌或胃癌的表现。

第三，腰背部疼痛需排除胸腰椎肿瘤。

腰背部疼痛最常见的原因是腰椎间盘突出或者肌肉扭伤，所以很多人都不会引起重视，往往是几个月以后疼痛难忍了才去检查，才发现是肿瘤。临床上经常见到腰背部疼痛最后诊断为淋巴瘤或其他部位的肿瘤转移等。

第四，下腹部疼痛警惕肠道肿瘤。

下腹部疼痛伴有下坠感、便血、腹胀、大便习惯改变，应考虑大肠癌的可能。其中呈局限性、间歇性隐痛是大肠癌的第一个报警信号。

案例：腰背痛原来是晚期癌症

　　王奶奶今年 70 岁，平素身体硬朗，性格也很开朗。在家里买菜、做饭、带孙子……她自觉身体健康，从来不愿做体检，家人劝她定期体检，她说："人老了，有点小病痛很正常，如果我有什么严重的疾病，我还能这么好啊，不要自己吓自己了。"因此，虽然她近半年来总有点背部疼痛，总以为是一般的腰背痛，贴点膏药了事。其间还听别人说可能是带状疱疹，吃了一些治疗带状疱疹的药，也不见好转。最近，她腰背痛越来越严重，儿子媳妇这才拉着她上医院做全面检查，这一查全家人都吓一跳——"晚期胃癌伴胸骨转移"。

　　案例分析：很多人都会有椎间盘突出，因此，出现腰背疼痛最容易想到的当然是椎间盘突出，而不引起重视，殊不知，胸腰椎肿瘤、结核、淋巴瘤或其他部位的肿瘤骨转移的情况也并不少见，因此，老年人出现疼痛一定要及时检查，以免延误治疗。

原来疼痛的程度也可以测量

　　大家知道，体温可以量，血压可以量，但可能都还不知道疼痛也可以测量。

　　疼痛目前已得到医疗专家的高度重视，甚至有学者把它和人体的体温、脉搏、呼吸、血压放在同样重要的位置，被称为第五大生命体征。认为需要及时根据不同的疼痛程度级别分别治疗疼痛，这样就需要对疼痛进行测量分级。常用的方法有以下这些：

　　第一种，视觉模拟疼痛量表。

　　使用一条长约 10 厘米的游动标尺，一面标有 10 个刻度，两端分别为"0"分端和"10"分端，"0"分表示无痛，"10"分代表难以忍受的最剧烈的疼痛（图 12.2）。这是一种患者自己主观评价的方法。

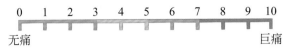

图12.2 视觉模拟疼痛量表（VAS）

第二种，面部表情分级评分。

这是由他人观察患者面部表情后打分的方法，较为客观并且方便，使用从快乐到悲伤及哭泣的 6 个不同表现的面容，简单易懂（图12.3）。

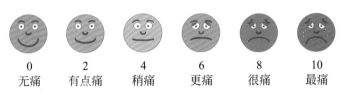

图12.3 面部表情分级评分

滥用药物止痛不可取

老年人慢性疼痛不能自行吃止痛药，需要到医疗机构就诊，遵医嘱服药，药物镇痛治疗是一个综合、长期、持续的过程，应从以下几个方面着手：

其一，积极治疗原发疾病。

导致慢性疼痛的疾病较多，在镇痛药物治疗的同时应积极治疗原发疾病。

其二，要对症下药。

注意区分伤害感受性疼痛和神经病理性疼痛，对于镇痛药物，建议按照不同病因选择相对应的药物。

其三，要重视异常心理与情绪的治疗。

慢性疼痛常伴有明显的情感障碍或功能障碍，是由生物、心理和社会等多因素共同导致的疼痛综合征。要重视心理状态评估，酌情应用抗焦虑、抗抑郁药物等治疗。

其四，要尽早明确诊断，避免漏诊误诊。

慢性疼痛不是单纯的急性肌肉骨骼疼痛的继续，而是一种疾病，需要长时间的药物治疗和评估－治疗－再评估，反复调整药物的剂量和种类。若疗效不佳，务必进一步检查明确诊断，排除其他肿瘤、感染性疾病，以免漏诊误诊。

其五，要采取综合治疗。

采取多模式综合治疗，采用不同机制、不同途径的药物联合使用，以提高治疗效果，减少药物的不良反应。

总之，目前尚无快速根治慢性疼痛的方法，药物治疗目的是通过控制疼痛达到患者可耐受的合理水平，恢复功能，重回工作岗位和社会角色，提高生活质量。

 案例：好吃好喝引发的病痛

> 王大爷65岁，正月里家里亲朋好友欢聚一堂，每天都是大鱼大肉、美酒佳肴，好欢喜。可美中不足的是，还没过正月十五，王大爷的跖、踝、膝、肘、腕关节出现了红肿热痛，活动也受限制。王大爷因为受传统观念"正月十五以内去医院，这一年身体都会不好"的影响，就没去医院接受正规诊疗，自行到药店买了点止痛药服用，每次服用止痛药都可以短暂性止痛，但是关节肿胀却越来越明显，服药间歇疼痛很剧烈。半个月后，王大爷到医院接受诊疗，医生诊断为痛风。

案例解析：王大爷由于喝酒、摄入高蛋白质和高嘌呤食物，出现了高尿酸血症，尿酸盐在关节沉积、结晶，引起了急性关节炎。它的治疗是综合性的，除了止痛，还要从尿酸的源头和出路一起进行治疗。因此，自行服用止痛药治标不治本，长久下去还可能导致痛风性肾病等痛风并发症。

学习几招非药物止痛方法

只要提起疼痛，许多老人首先会想到止痛药物，其实，有些时候非药物的方法也能收到不错的疗效，下面我们来看都有哪些：

第一种，"花式"伸懒腰。

受腰背痛困扰的老年人，不妨尝试几招简单易行的"花式"伸懒腰，或许对缓解腰背疼痛有一定的作用。

"花式"伸懒腰

① 拱桥式懒腰法：仰卧于床上，双肘撑于床面，双膝微屈，头置于枕上，背部、臀部、大腿后侧肌肉用力收缩，挺胸、抬臀呈拱桥形，保持30秒后休息片刻，重复5~10次。

② 垫枕懒腰法：在腰下垫一个5~10厘米厚枕头，维持腰部的正常生理屈度，使腰背肌放松，双手尽量贴近双耳往上伸、膝盖微微张开，双腿伸直、手指与脚趾尽量伸展，集中精神腹式呼吸2~3次。

③ 猫式懒腰法：双膝、双手跪爬在床上，双肩上耸，拱背微缩，然后双肩放松，腰部下沉，使脊椎凹下，做猫伸懒腰状，上述动作以20个为一组，每次做3~5组。

第二种，运动锻炼。

运动锻炼对于缓解慢性疼痛非常有效。运动锻炼可以在改善全身状态的同时，调节情绪，振奋精神，缓解抑郁症状；可以增强骨骼肌承受负荷及肌肉牵张的能力，减缓骨质疏松的进程，帮助恢复身体的协调和平衡。锻炼项目需根据个体需求、生活方式和喜好调整，持之以恒。瑜伽、气功和太极都能让人全身心放松，能在一定程度上缓解疼痛。

第三种，按摩。

按摩是老年人较常选用的缓解疼痛的方式，且老年人自觉效果较好。按摩除了能缓解局部疼痛外，还可以放松全身肌肉。研究发现，按摩能显著减轻疼痛，并有助于缓解焦虑情绪。腰痛、关节炎、紧张性头痛、纤维肌痛、颈痛和手术相关不适都能通过按摩缓解。

第四种，物理治疗。

物理治疗可维持或恢复老年人的生理功能，如冷敷、热敷、水疗、针灸治疗、神经电刺激疗法等。老年人认为物理治疗对缓解慢性疼痛的短期疗效较好。冷敷可在疼痛急性发作期消肿镇痛。热敷在疼痛慢性发作时可以改善局部的血液循环，减轻疼痛。水疗是利用重力作用让水柱拍打和冲击患处，以缓解疼痛。针灸治疗对慢性背部疼痛、偏头痛、紧张性头痛、纤维肌痛、关节炎、坐骨神经痛、类风湿关节有很好的效果。而神经电刺激疗法可阻断疼痛感觉神经在脊髓上的传导路径，以减轻对疼痛的感受。

第五种，心理治疗。

家属要重视、关心老年人的疼痛，认真倾听老人的主诉，为老人施行有效的止痛方法，减轻其疼痛。同时，可指导老年人使用行为认知疗法的技巧来面对疼痛，包括分散注意力（交谈、听音乐、游戏等）、放松疗法、呼吸控制（如深呼吸、腹式呼吸、打哈欠等）。

小贴士：看病时如何向医生描述自己的疼痛？

疼痛是人体的一种主观感受，它看不见又摸不着，然而疼痛的一些特征又往往是医生寻找疼痛原因和诊断疾病的重要参考依据。因此如何准确描述疼痛非常重要，那么老年人该怎样描述自己的疼痛呢？总结起来主要包括以下这些方面：

❖ 疼痛的部位：疼痛能否准确定位，痛在什么位置，比如腰痛、头痛等；疼痛位置是固定的还是游走性的等。

某些内脏的疾病导致疼痛牵涉到体表其他部位疼痛，比如心绞痛会出现左侧肩部、上臂疼痛，医学上称之为"牵涉痛"。

❖ 疼痛持续的时间：痛了多久，比如从最初出现疼痛到现在有多久，是持续性的还是一阵一阵的。

❖ 疼痛性质：绞痛、钝痛、隐隐痛、烧灼样痛，还是针刺痛等。

❖ 诱发或加重因素：令疼痛加重的原因或缓解的方法是什么，比如吹冷风时疼痛加剧，弯腰时疼痛缓解，劳累后加重，休息后缓解，进食后加剧，饥饿时疼痛加剧等。

❖ 疼痛的强度：疼痛是否可以忍受？疼痛对睡眠有没有影响？是否需要使用止痛药？

❖ 伴随症状：是否伴有头晕、呕吐、心慌等症状或必须被动采取某些体位？

第十三章

老年人慢慢变『傻』

老年期痴呆

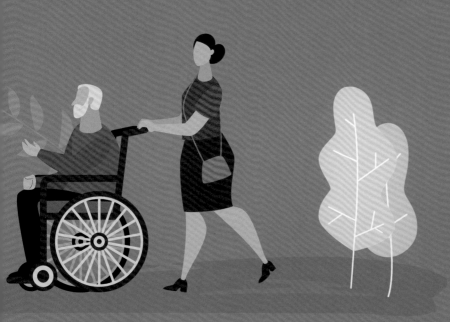

认识老年期痴呆

有时候我们发现，精明能干的爷爷奶奶、能说会道的父母们突然变得幼稚了，简单的算术题不会了，理解别人的语言有困难了，性情变古怪了，自私自利不顾他人还喜欢发脾气了，丢三落四忘性大了，有时连亲人也不认识了，经常迷路在过去熟悉的地方，找不到回家的路了，发展到最后连吃喝拉撒都不能自理了……为什么他们就"变"了？原来都是老年期痴呆（又叫失智）惹的祸。那究竟什么是痴呆呢？

医学上对痴呆的定义为：一种以获得性认知功能损害为核心，并导致患者日常生活、学习、工作能力和社交能力明显减退的综合征。

临床表现为痴呆的疾病有很多种，主要包括阿尔茨海默病（老年性痴呆）、路易体痴呆、帕金森病痴呆和额颞叶痴呆等。阿尔茨海默病是最常见的痴呆，占所有类型痴呆的五成到七成。

我国老年期痴呆患者人数约 950 万，位居全球第一。其中阿尔茨海默病患者超过 750 万人，根据预测模型，到 2040 年我国 60 岁以上老年期痴呆患病人数将超过 3000 万。

痴呆的帽子不要随便给

虽然痴呆患者记忆力减退，但这一症状并不是诊断痴呆的唯一标准。世界卫生组织发布的《国际疾病分类》标准规定对痴呆的诊断均要求满足以下4 点：①记忆力减退；②其他认知功能减退；③认知衰退足以影响社会功能；④排除某些疾病如意识障碍、谵妄导致的上述症状。由此可知，影响社会功能的获得性且持续进展的认知衰退才是痴呆诊断的重要依据之一。所以，痴呆的帽子不要随便给。

忘性大不能等同于痴呆

忘性大就是痴呆吗？不能画等号，请看下面的案例：

案例：丢三落四的张奶奶

76岁的张奶奶从小就是个急性子，平时做事情容易丢三落四，一直被家人和邻居笑称为"马大哈"，即使现在76岁高龄了，仍然保持这种做事风格。像张奶奶这种忘性大的人，是不是痴呆呢？

案例解析： 答案是不一定，因为痴呆是从正常到变"怪"、变"傻"，关键在一个"变"字，像张奶奶这种天生的性格豪放或者其他因素影响，导致经常性的忘性大、不拘小节的现象并非老年后才出现，且没有随年龄加重的趋势，也不伴有其他认知功能障碍，不影响正常生活，就不能和痴呆混为一谈。

与老年性痴呆可能有关的危险因素

老年性痴呆起病隐匿，其病因目前还不是十分清楚，科学家们纷纷进行了一些研究，也发现了一些端倪，比如研究显示老年性痴呆的危险因素主要包括以下这些：遗传因素、生物因素、血管因素等。鉴于早期干预在疾病预防中的积极意义，这里将危险因素分为可控因素和不可控因素分别进行介绍。

首先是不可控因素， 也就是那些自己不能改变的命中注定因素，包括三类：

第一类，遗传因素。虽然痴呆的具体遗传机制还不明确，但遗传因素至少算个"嫌疑犯"。科学研究发现，并非所有的老年性痴呆患者都有家族史，然而如果患者的一级亲属（包括父母、子女、兄弟姐妹）中有人罹患老年性痴呆，其最终发展为老年性痴呆的风险会增加10%～30%。这种聚集性发病可能是遗传因素参与的结果。

第二类，年龄因素。调查发现65～85岁的老年人平均每增加5岁，老年性痴呆的患病率增加1倍。

第三类，性别因素。老年性痴呆的发病率男性比女性低19%～29%，可能与女性绝经后雌激素水平降低有关。相关调查显示在血管性痴呆中男性的发病率大约是女性的1.5倍，其原因尚不清楚。

其次是可控因素，常见的有以下这些：

一是心脑血管疾病。为什么有的人中风（脑卒中）后就痴呆了？多个研究也证实了脑血管病与老年性痴呆关系"暧昧"。患有心血管疾病的患者，多伴有血管性高危因素如高血压、高脂血症等，后者似乎是脑血管病和老年性痴呆的"红娘"。

二是血压异常。中年期（50岁左右）高血压与痴呆发病相关，然而随着年龄的增长，高血压对老年性痴呆发病风险的作用越来越弱，甚至发生反转，而老年期低血压成为老年性痴呆发病的高危因素，且会加重其症状。

三是糖尿病。流行病学研究显示2型糖尿病会导致老年性痴呆的发病风险增加（增加将近1倍），这种相关性多来自中年期血糖水平，老年期血糖水平与老年性痴呆发病风险的相关性仍不明确。

四是肥胖。体重与老年性痴呆发病风险之间的关系在不同的年龄段有所不同。研究显示中年期（50岁左右）的肥胖（主要是指腹型肥胖）会导致老年性痴呆的发病风险增加59%，而晚年期体重与发病是否相关无一致结果。因此，别等到老了才控制体重。

五是吸烟与酗酒。因为吸烟不仅缩短寿命，也增加了痴呆的发病风险。大量饮酒可致酒精性痴呆。所以，少碰烟酒，健康长久。

六是高饱和脂肪酸饮食。已经证实，饱和脂肪酸（多见于牛、羊、猪等动物的脂肪中）的过多摄入会增加痴呆的发病风险。而"地中海饮食"，即主要摄入鱼类、水果蔬菜、富含多不饱和脂肪酸的橄榄油，较少食用猪肉等红肉，则被多个研究证实能够降低痴呆的发病风险，并且这种保护作用不受体力活动和伴随的脑血管病等因素的影响。所以，要注意饮食。

七是活动不足与社交隔离。研究显示，不管是什么程度的体力劳动，均对痴呆的预防有积极作用。而各种脑力活动，如打牌、阅读、学习新知识等也可减少老年性痴呆的发病风险。社交活动、针织、园艺、演奏乐器等日常活动，或与人打交道的复杂性工作也可减少老年性痴呆的发病风险。所以，人老了，不要宅，不要懒。

八是脑外伤。脑外伤，特别是伴有意识丧失超过 30 分钟的严重脑外伤史，能够增加老年性痴呆的发病危险，这可能与伤后患者脑内和脑脊液内的相关蛋白水平增高有关。所以，保护脑袋很重要。

老年性痴呆发病十大征兆

"我最近炒菜总是不记得放盐了，我是不是老年性痴呆了？""出门溜达的时候已经到了楼下，嘴里还在嘀咕'我到底有没有关门呢，得回去确认一下'""最近天气不好，心情低落，啥事也不想做，我是不是得了痴呆呀？"上述这些都是老年人常挂在嘴边的担心和疑问。

老年人随着退休后生活方式的改变以及年龄的增长，身体功能会出现一定程度的退化，偶尔出现上述这些情况不必杯弓蛇影，不能直接认为得了痴呆。但如果有以下十种情况，就要引起重视了，可能是患病的前兆，应去医院进一步检查。

第一，记忆力衰退，影响日常起居活动。

比如：炒菜放两次盐，做完饭忘记关煤气。

第二，处理熟悉的事情出现困难。

比如：穿衣服的顺序错乱、做饭菜的步骤忘记等，难以胜任日常事务。

第三，语言表达出现困难。

比如：忘记简单的词语，说的话或写的句子让人无法理解。

第四，对时间、地点及人物日渐感到混淆。

比如：不记得今天是几号、星期几，自己在哪个省份。

第五，判断力日渐减退。

比如：烈日下穿着棉袄，寒冬时却穿薄衣。

第六，理解力或合理安排事物的能力下降。

比如：跟不上他人交谈的思路，或无法合理安排自己的生活。

第七，常把东西乱放在不适当的地方。

比如：将吹风机放进洗衣机。

第八，情绪表现不稳及行为较之前显得异常。

比如：情绪快速涨落，变得喜怒无常。

第九，性格变得古怪。

比如：经常把钱藏在不同的地方，自己找不到就怀疑家里人偷了，可变得多疑、淡漠、焦虑或粗暴等。

第十，失去做事的主动性。

比如：终日消磨时间，对以前的爱好没了兴趣。

轻度认知功能障碍：痴呆的"前奏"

研究表明，从大脑出现病理改变到出现痴呆症状之前，大约要经历20 ~ 30年的时间，其中在出现痴呆症状之前的一个阶段就是轻度认知功能障碍。这是介于正常和痴呆之间的一个阶段。主要是指记忆力或其他认知功能进行性减退，但不影响老人的日常生活能力，且没有达到痴呆的疾病诊断标准，是介于正常和痴呆之间的状态，因此被称为痴呆的"前奏"。早期识别和干预轻度认知功能障碍，可以为老人争取时间，延缓痴呆的发生。

有数据显示：全球60多岁的人中有超过6%患有轻度认知功能障碍；到85岁时，升至37%以上。患者被初次诊断为轻度认知功能障碍后，1年内有10% ~ 15%人群发展为老年性痴呆；2年内有40%；3年内有20% ~ 53%；4 ~ 5年内有55%。由此可见，并不是所有诊断为轻度认知功能障碍的老人都会成为老年性痴呆患者，其中有一部分是由可逆病因所致，如药物副作用、睡眠紊乱、抑郁症、维生素 B_{12} 缺乏，甚或中风后、脑创伤后等，通过积极干预和处理，通常是可以逆转的。

老年性痴呆有三个阶段

痴呆的发生并不是像感冒发烧那样几天内突然发生，疾病从无到有，再从轻到重是一个渐进的过程。医学上根据患者认知功能损害对生活影响的严重程度将老年性痴呆分为以下三个阶段：

第一个阶段：早期（遗忘期）。

① 生活完全自理；②记忆力中度下降，出现近事遗忘突出，妨碍日常活动（图13.1）；③记得清家在哪里，能记清家人，记不清日期；④有暴躁、易怒、自私、多疑等人格方面的改变。

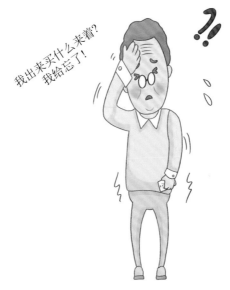

我出来买什么来着?
我给忘了!

图13.1　记忆力减退的老人

第二个阶段：中期（精神错乱期）。

① 生活部分自理，可出现穿衣困难或错误；②近期记忆力明显下降，记得很久以前非常熟悉的事情，新发生的事情则很快忘记；③不记得时间，常忘记住址，容易迷路。

第三个阶段：晚期（痴呆期）。

① 生活完全不能自理，吃饭、穿衣、洗澡都需要照顾，大小便失禁；②记忆力严重丧失，只有片段的记忆；③失去时间、地点的概念，甚至不认识熟

悉的人。

处于痴呆期的老人卧床不起，生活需要完全依赖照顾者，常并发全身多个系统的症状如肺炎、尿路感染、压疮、全身衰竭症状等，最终因并发症而死亡。

居家照顾痴呆老人有"两讲"

痴呆老年人的生活起居失去自理能力，需要家属或其他照护者完成，那么如何照护好痴呆老人呢？概括起来有"两讲"。

一讲原则。

居家照料原则是：延缓病情发展、提高老人生活质量。最大化保留老人生活能力，全程做好"安全四防"：防走失、防噎食、防跌倒、防烫伤。具体还要根据痴呆的程度分别灵活对待。轻度痴呆的老人具有一定认知功能，可以进行身体锻炼、娱乐活动、改善睡眠等，维护现存功能，保持生活质量；中度痴呆的老人精神行为异常加重，则为其提供舒适环境，去除潜在危险因素，确保水电安全，避免单独外出；重度痴呆的老人则生活不能自理，要保证充足的营养，防止并发症发生。

二讲方法。

如果你是一位痴呆患者的照顾者，请一定尊重患者尊严和隐私，提供身心统一的整体照护。全程、规律、准确用药也是控制病情进展的重要措施之一，但痴呆患者因为认知功能损害或减退，近期记忆明显降低，因此口服药必须由照顾者保管，以免患者多吃或者少吃。

老年性痴呆尚无根治性药物治疗方法，但药物治疗仍被推荐，然而不及非药物治疗来得方便安全。目前，国内开展的非药物疗法主要包括认知训练、音乐疗法、怀旧疗法、游戏疗法、运动疗法、感官刺激疗法、园艺疗法、宠物疗法等。这些方法有些需要在小组和团体协作下完成，较为复杂，因此本书仅介绍以下七种简单有效的居家治疗方法。

第一种，认知训练。

认知训练可锻炼患者动手能力和抽象思维能力，家属可根据老人喜好，选择合适的电脑认知训练程序或者简单的益智活动进行认知训练。

第二种，音乐疗法。

音乐的魅力在于即使是认知功能减退的老人，仍然保持着对音乐节奏的反应能力，让老人聆听事先录制好的音乐或现场演奏的音乐，从而引起其生理、心理、认知、精神、情绪等方面的改变。

第三种，怀旧疗法。

在提示物如照片、音乐、熟悉的人或事等的引导下使老人回溯往事，唤起他们对过去事件的记忆。家属可以根据老人的个人经历个性化地选择合适的提示物。比如准备几张图片，供其选择，问开放式的问题，促使痴呆老人发挥想象力并表达自我。

第四种，游戏疗法。

桌面游戏如拼图、画画、填字、象棋、套圈、翻花绳等多种方式可供选择。研究发现，游戏疗法能有效改善轻度老年性痴呆患者的认知功能，提高老人的主观幸福感。

第五种，运动疗法。

居家老人可以进行下列简单的练习。

① 步行、自行车、瑜伽、舞蹈、球类等有氧运动。

② 在视频游戏场景中通过肢体运动变化进行游戏操作。

③ 上下肢体操练习，改善四肢运动功能。

④ 双手间固定距离传球，改善协调能力。

⑤ 走"8"字，改善平衡和协调性。

⑥ 练习单脚保持平衡，训练静态平衡能力。

⑦ 交替眨眼，鼓左右脸颊，改善面部运动功能。

⑧ 手指操。

手指操

第六种，感官刺激疗法。

以灯光效果、真实触感、冥想音乐（伴奏）和令人放松的香气为媒介，为老人提供以视觉、听觉、触觉、味觉和嗅觉为主的感官刺激的治疗方法。

第七种，园艺疗法。

园艺治疗是一种把种植、修剪植物、干花制作、插花、果实料理，以及治疗性的园景设计等系统安排的园艺活动，值得注意的是园艺疗法中可能会接触到一些有伤害性的物品，要特别注意老人的安全。

在家进行以上训练时请注意以下事项：①确保老人情绪相对稳定。②活动前征求老人的意见。③选择合适的时间，避开生活事务。④在相对安静、光线充足的场所中进行。⑤全程陪伴，保证老人安全。⑥持续性地干预，至少三个月以上。

痴呆老人照护者需避免的三个误区

老年性痴呆患者的行为问题往往最困扰照护者，因为这些问题表现形式不一，要学习很多方法去应对和解决。下面是三个最常见的"照护误区"，照护者需要避免。

第一是忽视患者的自尊。

痴呆患者一个很明显的特征是近期记忆力衰退，很可能会出现重复问问题的现象。通常，照护者的第一反应是："他不是刚刚问过我了吗"。于是很自然地回答，"你刚刚都已经问过很多遍了"。应避免这种无意的伤害，而是要耐心地回答，或者将患者经常问的问题用辅助文字标识好。要明白这位患者不是真的"痴呆（傻）"了，只是在某些功能上有了障碍，他还有自尊，我们不仅要保护他的自尊，还要创造好的环境以减少他所遇到的障碍。

第二是与患者辩解。

痴呆患者因为遗忘，可能会将自己犯的错误推卸给照护者。比如，明明是他自己不小心打破杯子，可能睡一觉起来找杯子时，就会问照护者杯子去哪里了。要是照护者说"你自己打破了"，他很可能会说"哪里有，肯定是你打破了然后来冤枉我"。如果照护者为了证明自己的清白，一定要辩清这个事实，一场"战争"很可能就发生了。正确方法是主动把这个"黑锅"给背了或者及时转移话题，不要再纠结这个辩论不清的话题。

第三是只注重事实，不关注老人感受。

很多照护者说痴呆亲人经常说一些事实上不可能发生的话，如"我妈下午要来看我了"。照护者知道这位患者的妈妈早已不在世，就嘲笑说："你看你又说这话了，你妈妈早就不在了。"这很容易引起患者的不安和悲伤。在患者的世界里，虽然近期记忆衰退了，但远期记忆还在，只是时空上已经错乱了。此时，无需告诉他所谓的事实，只需要关注他的感受，"我知道你一定是想念你妈妈了，对啊，你看她当时对我们多好呀"，然后和他聊关于他妈妈的故事，或许患者的情绪就会变好。

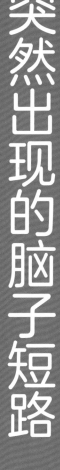

第十四章

突然出现的脑子短路

谵妄

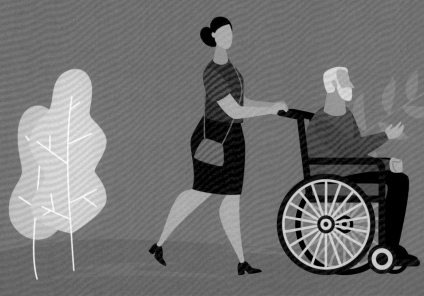

认识谵妄

家里的老人在经历一场手术、一段时间重症监护治疗，有时甚至只是一次高烧后就像变了一个人：不认识家人，怀疑有人害自己，砸床撞门，攻击医护人员……这种情况很可能是发生了"谵妄"。

那么，什么是谵妄呢？2018年，世界卫生组织发布《国际疾病分类》第11版对谵妄进行了重新定义：谵妄是急性或亚急性起病的注意障碍（即指向、聚焦、维持和转移注意的能力减弱）和意识障碍（即对环境的定向力减弱），在一天内症状常出现波动，并伴有其他认知功能障碍（如记忆、语言、视空间功能或感知觉障碍等），可影响睡眠觉醒周期。

谵妄的病因常为某些疾病、某种物质或某种药物中毒或戒断，是住院老年患者中最常见的并发症，尤其多见于术后、重症监护室（ICU）和姑息病房中，是老年病友的"精神杀手"，危害巨大。

下面我们就一起来了解一下有关谵妄的方方面面吧！

神经递质"兴风作浪"，导致大脑"停摆"

谵妄的发病机制目前并没有完全明确，但研究者普遍认为可能与脑内多种神经递质（在突触传递中担当"信使"的特定化学物质）失衡有关。如果把人比作一台机器，那么它就会有自己的操作流程，如输入、输出，而大脑就是我们的"中央处理器"。这台"处理器"里不同信息的传递（"输入"和"输出"）就依赖不同"神经递质"的工作。神经递质在大脑内部流动，每一种都发挥着自己独特的作用，导向不同的行为、思想和情感。比如：一种叫"乙酰胆碱"的神经递质，是思考力、注意力和随意性运动的推动者；一种叫"多巴胺"的神经递质，能让我们感觉非常愉快；一种叫"γ-氨基丁酸"的神经递质则告诉我们累了要放松一下等等。这些不同种类的神经递质各司其职，确保我们大脑能正常运转，迎接每天的学习和工作。

当机体在某些疾病状态下加上各种有害刺激的打击，各种神经递质就会"兴风作浪"，严重时导致大脑工作机制失控，其中以胆碱能系统破坏最为突出，使患者失去了正常的思考力，发生学习、记忆及认知能力下降，导致谵妄的发生。另外，多巴胺系统功能发生亢进，以及其他神经递质如去甲肾上腺素、γ- 氨基丁酸、血清素的改变也促进谵妄的发生。谵妄导致大脑"停摆"，可被视为急性脑功能衰竭。

谵妄特别青睐这些人群

谵妄好发于哪些人群呢？这得从谵妄的易患因素和诱发因素说起。易患因素是指患者本身就存在的易于发生谵妄的危险因素，如罹患认知功能障碍或多种慢性病共存等，这些因素有些并非一目了然，需要去仔细识别。

以下这些因素具备一项或多项时，发生谵妄的风险更高。

大于 65 周岁、男性患者；痴呆、抑郁及认知能力低下；视听障碍；多药共用、使用精神药物、长期酗酒；合并躯体疾病〔如慢性肾脏或肝脏疾病、神经系统疾病、代谢紊乱、骨折或创伤、终末期疾病、感染人类免疫缺陷病毒（HIV）等〕；躯体功能状态不佳（如日常生活活动能力依赖、无法走动、躯体疼痛、便秘及长期睡眠剥夺）。

以上这些是谵妄的易患因素，老年朋友可以看看是否存在这些问题。

谵妄诱发于各种"打击"事件。

诱发因素是短时间出现的急性有害刺激对患者造成的打击因素（导火索），如全身麻醉、疼痛、药物或酒精戒断等，这种打击多为连续的、多种的，也需要去仔细识别。

如果具备谵妄发生的高风险因素，再遇到以下突发状况时，可能会诱发"谵妄"。

药物使用及戒断：如药物副反应、药物过量及戒断、镇静镇痛类药使用、酒精戒断等。

视听环境不良：如光照不足、隔离等。

低灌注状态：如低氧血症、心肌梗死、休克等。

感染：如肺炎、尿路感染、败血症等。

尿潴留、便秘和约束等。

神经系统疾病：如脑炎、脑出血、头外伤等。

水、食物摄入不足，饥饿，睡眠不足，疼痛等。

代谢紊乱：如血糖异常、中毒等。

大手术、麻醉及体外循环等。

 案例：戒酒过程中出现了谵妄

> 男性患者，66岁，30年来每日饮用高浓度白酒半斤以上，因体检查出慢性胃炎、高血压及脑萎缩，家属担心其健康强制戒酒，第3日患者出现胡言乱语，说"自己想通了""要调整心态"及"自己的慢性病要好好调理"，与家人对话答非所问，表情紧张害怕。在车上把手伸出窗外，似乎想跳车……经过一段时间住院诊治，患者恢复正常，最后诊断为：酒精戒断引起的谵妄。

案例解析：该案例为"66岁男性患者"，基础疾病有"慢性胃炎、高血压及脑萎缩"，并有长期大量"酗酒行为"，这几项均为其易患因素；"强制戒酒"为诱发因素，最终导致了"戒断反应"及谵妄。

谵妄的表现五花八门

谵妄的发病表现错综复杂，可呈现多种形式，有些"五花八门"，但核心的表现则是"急性起病及注意力障碍"。"急性起病"是指没有预兆、突然出现，患者家属可能前一天觉得患者还很正常，第二天就完全变了一个人，而且短时间内症状可能变来变去，可在夜间恶化，即所谓"日轻夜重"。如患者可能在夜间出现幻觉、胡言乱语，而在清晨又变得一切正常。"注意力障碍"表现为难以集中、保持并转移注意力，容易分心，无法维持对话或眼神交流，可能需要多次重复问题等，简单的指令都难以完成。此外，谵妄还伴随其他表现，可能会有这几种情况出现：

一是意识改变：表现为淡漠、嗜睡或表现烦躁、攻击行为等。

二是思维混乱：表现为对话离题、语无伦次或突然转移话题等。

三是认知功能障碍：表现为记忆下降，无法回答正确的时间地点，无法认出自己的亲属等。

四是知觉障碍：表现为错觉、幻觉等。

五是睡眠紊乱：表现为白天昏睡，晚上失眠等。

同时根据谵妄的表现形式是偏向安静还是躁动，又将其分为三种类型。

① 活动亢进型谵妄：是最易被识别的亚型，主要表现为烦躁、易怒、过度敏感等，可有幻觉、妄想或破坏性、攻击性精神行为如大喊大叫、拒绝配合医疗等。

② 活动抑制型谵妄：老年患者中本型更为常见，主要表现为疲倦、淡漠、嗜睡、情绪低落、活动减少等。这种类型不易被察觉，常被漏诊。

③ 混合型谵妄：症状在上述两种谵妄类型之间反复波动。

 ## 案例：活动亢进型谵妄

女性患者，64岁，因"糖尿病20年，血清肌酐升高4年，腹痛伴干呕1个月余"入住肾内科。患者有高血压、糖尿病肾病（肾功能终末期，需终身透析治疗），近来因腹痛、呕吐进食少，入院后第二日出现反复发热、咳嗽咳痰，诊断为"肺部感染"。第四日出现呼吸困难，血氧饱和度持续下降，转入ICU监护治疗，其间因烦躁不配合治疗予以约束。病情好转，转出ICU后家属诉其不认识家人，不知道自己在哪里，情绪激动，经常大喊大叫，口中念叨"要打仗了"，看到医护人员过来就躲起来并说"不要杀我"……

案例解析： 该案例为老年女性患者，基础疾病有"糖尿病肾病（透析维持）、高血压"，营养状况等一般情况很差，具有谵妄发生的多个易患因素，入院后发生"肺部感染"，其间因"呼吸衰竭、低氧血症"入住 ICU 行监护治疗并"被约束"，这些诱发因素最终促成了"谵妄"发生，且表现以"情绪激动、大喊大叫"等精神活动亢进为主，是为活动亢进型谵妄。

 案例：活动抑制型谵妄

> 男性患者，70岁，因髋部摔伤后诊断为"股骨头严重粉碎性骨折"，既往诊断"慢性阻塞性肺疾病"10年，"轻度脑萎缩"2年余，于骨科在全麻下行"髋关节置换术"，手术过程顺利，但术后第二日患者家属诉其好似变了一个人：以前声音响亮，有说有笑，喜欢听戏曲，手术后总是神情冷漠，不爱搭理人，音量也很小，并总是打瞌睡，最喜欢听的戏曲也没了兴趣……

案例解析： 该案例为老年男性患者，基础疾病有"慢性阻塞性肺疾病、轻度脑萎缩"，这些为易患因素；髋部摔伤后行"髋关节置换术"，"全麻"的麻醉方式为谵妄的诱发因素；其表现以"神情冷漠、打瞌睡及兴趣下降"为主的活动抑制，是为活动抑制型谵妄。

谵妄是医学上的"老、大、难"

老年医学专家常说，谵妄是医学上的"老、大、难"，下面就来说说。

老：古老的意思。

谵妄，作为医学史上已知的最古老的神经精神疾病的表现形式之一，受到人们的关注已长达数千年。谵妄最早可以追溯到2500年前著名的希波克拉底（希腊名医，西方医学始祖，被称为"医学之父"）曾描述的一种叫作"精神错乱"的精神障碍，认为可能是炎症和发热引起的幻觉和不安。古代医生认为，这是体液失衡和毒素所致。200多年前就有针对谵妄的医学文献描述，一直延续到医学高度发展的今天，研究人员依然不能厘清谵妄的来龙去脉。

大：影响人数广大。

近年来，随着高龄和疑难重症患者增多，临床治疗方法的形式和种类不断增加，谵妄的临床发生率也越来越高。有研究显示：在普通老年病房或老年护理照护机构中，谵妄的发病率为20%～29%；对于更为脆弱的老年患者，其发病率明显上升，如术后谵妄的发生率在65岁以上的老年患者中可达15%～53%，在姑息病房中其发生率可达47%，而在重症监护室（ICU）中其发生率可以高达80%。谵妄很常见，影响人群广大，且对患者预后的影响亦大。

难：谵妄不仅发生率高，还难诊治。

虽然200多年前就有针对谵妄的描述，但直到医学高度发展的今天，无论是对谵妄的描述和认知，还是对谵妄的临床评估和管理仍不尽如人意。尽管我们对谵妄的认识已经有了很多进展，但在临床上，谵妄的预防和诊治，一直是医学的一大难题。

怀疑老人谵妄，家属需要这样做

通过上面的学习，我们对谵妄有了大致的了解，如果您怀疑家中老人发生了谵妄，您可以这样做：

首先就是要协助老人及时就诊。

如果怀疑老人有谵妄，则需要就诊于相关科室（如老年医学科、神经内科或精神科），需要有经验的专科医师通过床旁详细的神经精神评估了解患者的精神状况。为了快速识别谵妄，提高谵妄诊断的准确度，在临床工作中，常使用一些量表进行谵妄的筛查，谵妄量表（CAM）是目前使用最广泛的，也被认为是最有效的谵妄筛查工具。而使用CAM评估前，必须对患者进行认知功能和注意力评估（表14.1），这个评估家属也可以自行测试，进行初步判断，如果存在一项或多项异常则需寻求专科医师进一步判断。

表14.1 认知功能和注意力评估

1. 顺背或者倒背数字，正背 5 个或者倒背 4 个为正常
2. 正数以及倒数星期一到星期天，一月到十二月
3. 听到某个字母举手
4. 给患者看图片，要求患者记忆并且回忆

另外，在发病之前就要采取措施有效预防。

谵妄的预防应该重于治疗，其重点在于尽可能地去除诱发因素，针对易患因素，并强调多学科团队干预的非药物性预防方案。对于家人来说，尽可能做到以下几点，对减少谵妄发生是有很大帮助的。

第一，生活环境干预：提供老人起居空间（包括居家或病房）充足的光照，醒目且大号字数的钟表、日历等；患者的日常用物（如眼镜、假牙及拐杖等）放置在老人随手可及的地方；反复告知或帮助其确认所在位置，周围环境的人和事；邀请熟悉的亲友探访及言语交流，营造轻松氛围；提供舒适的睡眠环境等。

第二，饮食营养干预：提供均衡的营养搭配，必要时可请营养师协助管理饮食及营养；鼓励老人多进食蔬菜、水果等富含膳食纤维食物，并定时排便；鼓励老人多饮水；有尿便障碍时需要及时就诊，切勿拖延。

第三，习惯行为干预：鼓励老人主动融入社会活动，发展兴趣爱好，可进行益智活动，例如打牌、下棋、拼图等；鼓励术后患者尽早开始恢复活动或下床行走，必要时为患者提供辅助行走器具（拐杖、助行器等）等。

第四，健康问题干预：有使用多种慢性病药物的情况，可咨询老年专科医师评估用药的合理性；有"疼痛"症状的患者需要寻求老年专科医师进行评估及药物治疗，尤其是言语沟通困难者更需通过表情及肢体活动进行仔细观察；对于有视力和听力障碍的老人需要及时矫正或治疗，或者精细照护。

第五，心理问题干预：主动与老人交流，鼓励其表达内心真实想法，解除心理负担，必要时可请精神心理科医师进行心理危机干预。

最重要的是要正确对待，心态放松。

谵妄的患者受病态思维控制可能会胡言乱语、大哭大闹、夜间不眠，会认不出自己的家人和朋友，也会迷失于逼真的视幻觉中，严重时甚至会无意识地自我伤害或攻击他人。在照料患者的过程中，家属往往得时刻绷紧神经，

承受着极大的心理压力和痛苦。而另一个煎熬在于你不知道与"谵妄"的战斗何时能结束。其中一些患者的谵妄症状在医师不干预的情况下会自行结束，而有一些则会持续数月甚至更久。因此，一方面我们要尽力预防及避免谵妄发生；另一方面发生谵妄后要积极寻求医护人员帮助，早日助患者回到正常生活轨道上来。

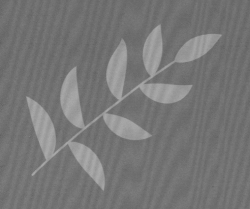

第十五章／

莫须有的担心

焦虑

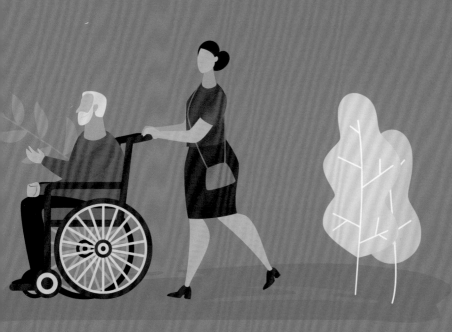

认识老年焦虑、焦虑症与焦虑情绪

"当你老了，头发白了，睡意昏沉；当你老了，走不动了，炉火旁打盹，回忆青春……"莫文蔚的《当你老了》萦绕在耳边，是追忆往昔、安宁祥和的画面。人人都将老去，与歌词的安宁祥和不尽相同，年龄的老去带来的不仅是阅历的沉淀，还有躯体机能的退化、精神面貌的改变。

焦虑是困扰老年人的一大精神问题。那么，什么是"焦虑"？"焦虑症"和普通人的"焦虑情绪"有何不同？

焦虑情绪：往往事出有因，事儿解决了，内心也就恢复平静了。生活中，大部分人可能都有过这种"焦虑情绪"，其发生往往具有事实背景，例如工作压力、生活事件等，这是人体正常的身心反应。

焦虑症：莫名其妙的焦虑情绪没完没了，程度严重夸大。可表现为顾虑重重、紧张恐惧、寝食难安，严重时可搓手顿足，惶惶不可终日，似有大祸临头的感觉，常伴有心悸、出汗、手抖、尿频等自主神经功能紊乱症状。在医学临床中，诊断"焦虑症"需要具备至少6个月持续存在上述精神和躯体焦虑症状（图15.1）。若症状持续不达6个月，则称之为"焦虑状态"。

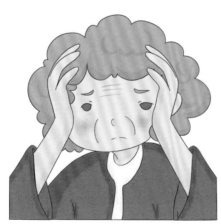

莫须有的担心、紧张、恐惧

图15.1　焦虑症表现

老年人的焦虑有其特点：常常善于伪装，首先以"这里不舒服、那里不舒服"等躯体症状为表现，而非心里感到"紧张、担心"等，且症状复杂多样，并常常与躯体疾病同时存在，让医生难以鉴别；当老人出现焦虑症状时，因为不懂或怕丢人，往往在非精神心理科反复就诊，致病情迁延，与躯体疾病形成恶性循环，而致疾病疗效欠佳；此外，老人焦虑常常存在种种应激事件，且无法获得很好的社会支持，可能带来不良的预后。

因此，关注老年人的心理健康、关注老年焦虑是当今老龄化社会下的重要议题。

三类老人容易发生焦虑

刘禹锡诗中有言："人谁不顾老，老去有谁怜。身瘦带频减，发稀冠自偏。"年华老去不逆转本就是自然规律，伴随而来的还有身体机能的退化、躯体疾病缠身、生活状态的变化、亲友生病或离世，甚至独居……种种原因无不增加了老人的孤独感和失落感，焦虑便可能随之而来。那具体有哪些人更容易发生焦虑呢？

有三类老年人群更易发生焦虑症状：第一类是性格急躁、要强、完美主义、保守、悲观的人；第二类是空巢老人、失独老人、农村留守老人；第三类是低收入老人、躯体疾病缠身的老人。常常参加锻炼的老人则较少发生焦虑，其一，老人锻炼常常是群体性活动，老人可在其中找到同伴支持；其二，锻炼本身能够改善情绪。老人感受到的主观社会支持与其心理健康状况更是

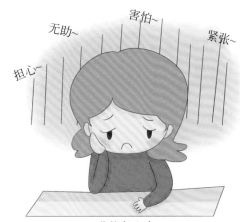

无助~ 担心~ 害怕~ 紧张~

我能怎么办
我也不想这样
但控制不了我自己啊

图15.2　焦虑示意

息息相关。简言之，老人自身感受到的社会支持越多，就越不容易发生焦虑等心理健康问题（图15.2）。

焦虑的表现

通过上面的介绍，也许您对焦虑的概念有了初步的认识，所谓焦虑，简言之，就是莫须有的或夸张的担心，具体都有哪些表现呢？我们还是先来看看下面的例子吧。

吴阿姨56岁，平素性格开朗，要强，急躁。2018年8月，吴阿姨因"胆囊炎"行"胆囊切除术"，术后恢复尚可。此后吴阿姨总担心胆囊切除后不能正常进食，担心发生严重的并发症，并反复感到右上腹疼痛不适，在当地医院检查未发现器质性改变。2020年2月，因"新型冠状病毒肺炎"疫情发生，吴阿姨又出现紧张、担心，害怕自己和家人患上肺炎，坐立不安、搓手顿足，不思饮食，右上腹隐痛渐次加重，伴有心慌、恶心、头痛、口干、肌肉酸痛等不适，夜间睡眠浅，易惊醒。为进一步诊治再次于当地医院就诊，腹部未发现明显器质性改变，在内科医生建议下，到心理科就诊，经过仔细评估后，诊断为"焦虑症"。

根据吴阿姨的主要表现，能看出焦虑症的临床表现可以被归纳为以下三个方面：

第一，精神性焦虑。

其指的是焦虑情绪。案例中，吴阿姨胆囊切除术后恢复尚可，但吴阿姨反复担心不能正常进食，担心自己身上会发生严重的并发症，但在当地医院检查未发生明显器质性改变，这是担心现实生活中可能发生的事情，但吴阿姨担心、焦虑和烦恼的程度与现实很不相称；吴阿姨担心自己和家人患上"新冠肺炎"，这是对未来可能发生的、难以预料的某种危险或不幸事件的经常担心。吴阿姨存在的精神上的过度担心是焦虑症状的核心。

第二，躯体性焦虑。

伴随精神上的担心，吴阿姨还有坐立不安、搓手顿足等运动性不安，也有肌肉酸痛、头痛等肌肉紧张的身体症状。除此之外，躯体性焦虑还可有无目的动作多、全身肌肉紧张不适等症状表现。

第三，自主神经功能紊乱。

吴阿姨的心慌、恶心、口干、右上腹疼痛等症状则是焦虑症的自主神经功能紊乱的表现。

值得注意的是，如果出现了躯体症状，即使有焦虑情绪，也需要先去医院做身体检查，排除了躯体疾病之后，才考虑可能是焦虑的躯体症状表现。

焦虑也可以自我评估

焦虑来袭，如何科学地自我评估以明确自身情况，并进一步寻求专业帮助是非常重要的。当老人面对应激事件，担心、紧张情绪难以避免出现，但当出现以下的症状，比如反复求治但未见好转的躯体不适，控制不住的、与现实不相称的担心，伴随坐立不安、心慌、出汗等身体症状，就应当警惕是否出现了焦虑症状。

焦虑症状可以通过自评的方式进行粗略评估。老年焦虑量表可用于评定老年人焦虑的主观感受及严重程度。

老年焦虑量表中含有 20 个反映焦虑主观感受的项目，被试者根据过去一周自身情况选择"是"或"否"，"是"得 1 分，"否"得 0 分，总分在 0 ~ 20 分，当总分大于 9 分时表明有焦虑症状存在，所得分数越高，说明存在的焦虑症状越严重。

根据老年焦虑量表的结果，老人可以对自己的精神状态进行估测，并进一步选择处理方式。当评估发现可能有焦虑时，就需要自我调控或者寻找专业人员的帮助和指导。

附：老年焦虑量表

请根据最近一周内您的感受对下列题目作答。如果您基本同意题目对您的描述，请在"同意"下面划"√"，如果基本不同意题目对您的描述，请在"不同意"下面划"√"。

项目	同 意	不同意
1. 我总是在担忧		
2. 我觉得做出一个决定很困难		
3. 我经常觉得紧张不安		
4. 我觉得很难放松下来		
5. 我经常因为担忧而不能享受生活		
6. 一点小事也会给我很大的烦恼		
7. 我经常觉得心里七上八下的		
8. 我觉得自己是爱担忧的人		
9. 即使一点儿小事也会让我不由自主地担心		
10. 我经常感到紧张		
11. 我的想法经常让我很焦虑		
12. 担忧引起我肠胃不舒服		
13. 我觉得自己是个神经紧张的人		
14. 我总是预感到发生最坏的事情		
15. 我经常胆战心惊的		
16. 我觉得我的担忧干扰了我的生活		
17. 我经常被各种担心压垮		
18. 有时我因为焦虑感到胃痉挛		
19. 过度的担忧使我错失了一些东西		
20. 我经常觉得心烦意乱		

🌿 自我调控焦虑有办法

　　刘禹锡的《酬乐天咏老见示》亦有后文——"莫道桑榆晚，为霞尚满天"，不要说太阳到达桑榆之间已接近傍晚，但它的霞光余晖照样可以映红满天，意指年华虽老去，但只要克服对老的忧虑，也会心情畅快无牵无挂。客观存在的事实难以改变，但可以通过预防和自我调控，以期在未病之时保持心理健康、在已病之后调节身心状态。在预防和控制焦虑方面，当事人自身的积极参与至关重要。我们可以从以下两个方面着手：

第一，不让焦虑近身。

知晓心理健康知识、做好慢病管理、主动寻求社会支持都非常重要。

首先就是知晓心理健康知识：知晓老年焦虑症的症状、原因、诊断、治疗相关知识，以消除偏见；学会对所患躯体疾病可能相关的焦虑表现进行甄别，提高自控感。

接下来要做好慢病管理。有病早治、定期随访，了解自身所患疾病可能的症状表现、日常注意事项、护理要求、生活禁忌，学会管控自身所患疾病，促进心理健康。

另外一条就是学会主动寻求社会支持。老年人主动寻求来自家人、朋友、社区的帮助，同时社会家庭也应对老年人提供情感支持、行为支持等，使老人在客观上能够得到足够的关心、支持和关注，以安享晚年，在主观上亦感受到来自各方的支持。

第二，努力自我打败焦虑。

当焦虑真的来袭，焦灼、惶惶不可终日的感受，心慌、坐立不安等躯体不适症状会不断困扰老人，影响正常的生活。所以，需要学会自我调控。

焦虑的自我调控可以分为两个层次：当下的放松训练，如呼吸放松、肌肉紧张放松、想象放松等，以缓解内心不安和躯体不适感；长远的有效行动，包括积极参加团体老年活动、参与锻炼、主动寻求社会支持。

其一，当下的放松训练。

呼吸放松：通过呼吸调节来缓解紧张情绪。具体步骤如下：

① 吸气。缓慢并深深地按"1—2—3—4"吸气，约 4 秒使空气充满胸部。呼吸应均匀、舒适而有节奏。

② 屏气。把空气吸入后稍加停顿，至感到轻松、舒适、不憋气的状态。

③ 呼气。自然而然地、慢慢地将肺底的空气呼出，在呼吸时想象着将紧张徐徐地驱除，注意放松的节拍和速度。此时，肩膀、胸，直至膈肌等都感到轻松舒适。

肌肉紧张放松：通过肌肉紧张和放松来使肌肉活动水平降低，以达到心理上的松弛。具体步骤如下：

① 准备工作。在安静的环境中，选择舒服的姿势。

② 放松顺序。以"手臂部→头部→躯干部→腿部"的顺序进行放松训练，避免顺序打乱。

③ 训练步骤。集中注意→肌肉紧张→保持紧张→解除紧张→肌肉松弛。

想象放松：通过情景想象的方式，达到心理放松的目的。具体步骤如下：

① 准备工作。选择安静的环境和舒适的姿势。

② 想象熟悉的、舒适的情景或景致，享受情景中的静谧和舒适。

其二，长远的有效行动。

老人可以参加些适合自己的体育锻炼，可以强身健体，同时有益心理健康。锻炼本身就是一种团体活动，在锻炼时能接触不同的人，是老人社交生活的一部分。还可参与社区的老年团体活动，在同伴群体中或发展相同爱好，找到真正的兴趣所在，以填补退休生活带来的空虚感；或倾诉烦恼，找到志同道合的两三好友排忧解闷。

此外，老人内心要主动去感受自己被关爱、被理解、被尊重也十分重要，这种感觉能提高幸福感，促进心理健康。

心病不光只是"心"药医

焦虑症作为一种心理疾病，是可以治疗的。焦虑症的治疗主要可以分为三个方面：药物治疗、物理治疗和心理治疗。在治疗上，需尤其关注老人的躯体情况，个体化选择治疗方案。

先来说说药物治疗。

药物治疗需要在医院经医生仔细全面评估老人的个体情况后选择合适的药物，需能消除焦虑，无过度镇静作用、不抑制呼吸、安全系数高、耐受性好，对老人适用，使用方便。

常见的抗焦虑药物包括艾司西酞普兰、帕罗西汀、文拉法辛、度洛西汀等。这些药物抗焦虑效果明确、无成瘾性，但起效常常较慢。此外，还有镇静催眠类抗焦虑药，如劳拉西泮、奥沙西泮等，起效较快，但有成瘾性，同时有可能有呼吸抑制作用。在治疗期间，应当密切关注有无药物不良反应的发生，定期门诊随访以保证服药安全性。此外，还应避免骤停骤减抗焦虑药物，以避免药物突然停用导致的症状反跳和不良反应。

再来说说物理治疗。

在详细评估适应证和禁忌证后，可在专业医疗机构进行物理治疗以辅助改善焦虑情绪。常见的物理治疗方式包括生物反馈治疗、重复经颅磁刺激治疗等。

心理治疗最重要，老年人心理治疗多采用认知行为治疗和中国道家认知疗法。

认知行为治疗：认知行为治疗理论认为，人的情绪来自于人对所遭遇的事情的信念、评价和解释等，而并非来源于事情本身。由于焦虑患者特殊的易感素质，常做出不现实的估计与认知，以致出现不合理、不恰当的反应。治疗中应强调对不合理认知的调整，比如"灾难化""非黑即白"的认知等。改变了认知，情绪和行为才有可能随之改变（凡事想开点，往好的方面想）。临床研究发现，认知行为治疗对于焦虑障碍有效。

中国道家认知疗法：该疗法由中南大学湘雅二医院张亚林教授、杨德森教授基于道家哲学的处世养生之道，并参考现代心理治疗的方法学而创立。道家认知疗法治疗焦虑障碍的疗效确切，结合药物治疗可达到近期和远期良好的疗效。

中国道家认知疗法治疗中，通过测查精神压力、调查价值系统、分析心理冲突与应付方式、道家思想导入、评估与强化疗效六个步骤，对老年焦虑症患者进行干预治疗。道家思想被浓缩为 32 个字，"利而不害、为而不争，少私寡欲、知足知止，知和处下、以柔胜刚，清静无为、顺其自然"。其中，"少私寡欲、知足知止"，老子的道家文化告诉世人，人的私欲极多会给人造成极大的精神焦虑和躯体疲劳。老年人一方面接受衰老的事实，接受身体机能的退化和生活状态的变化；另一方面，应当学会"知足常乐"，要减少私心，降低过高的物质欲望和对名誉地位的追求。人常说"老不读三国"，人生的抱负和理想在年老之时已尘埃落定，金戈铁马、鼓角争鸣都已渐行渐远，安宁和谐、儿孙绕膝的晚年生活同样幸福美满。

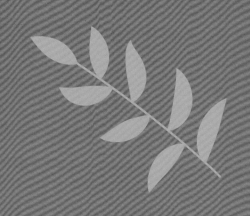

第十六章

抑郁

对任何事情都了无兴趣

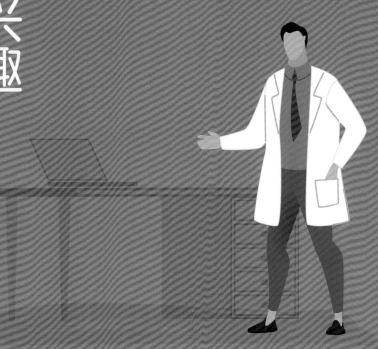

初识老年期抑郁症

抑郁症是老年人最常见的心理问题。什么是老年期抑郁症呢？老年期抑郁症是指老年（通常是大于等于 60 岁）这一特定人群的抑郁症，既包括老年期首次发作的抑郁症，也包括老年期前发病持续到老年期或老年期复发的抑郁症，还包括老年期的各种情况继发的抑郁症。主要以心情低落为主要的临床表现，一般病程较长，具有缓解和复发的倾向。

郁闷寡欲不一定都是抑郁症

感到不开心，任何事都提不起兴趣就是抑郁症吗？不一定。需要从以下几个方面来初步判断。

一看是否事出有因。

普通心情不好一般都因为纠结于一些闹心事；而抑郁症可以无缘无故出现心情不好，也可因某些不快而诱发。

二看症状的严重程度。

普通情况感到的不开心、不快乐，通常就事论事，事情一过，或者"想通了、看开了"，心情也就自然恢复了。抑郁症则除了心情不好、凡事提不起兴趣、整天感到很疲惫之外，还可能有各种各样的身体不舒服感。同时，负性情绪容易泛化，比如觉得自己没用了、没人能帮助自己，甚至觉得未来都没有希望了（这就是抑郁症的"三无"症状：无用感、无助感、无望感），严重者可产生轻生的念头或行为。这些表现对日常生活和社交造成了很大的影响。

三看症状的持续时间。

普通的心情不好，事情一过，或经过自己的调整，则可以云开雾散。但是如果严重的低落心情，自行调整无效，持续两周以上，严重影响日常生活，则需要警惕抑郁症。

老年期抑郁症表现面面观

老年期抑郁症的特点是精神科疾病及躯体疾病所占比重较大，身体不适感较多，疑病症状较多。由于年龄的影响，使得体重变化、早醒、性欲减退、精力缺乏等抑郁症状表现不明显；部分老年期抑郁症患者会以容易发脾气、攻击行为、对别人表现出敌意为主要表现；情感脆弱，情绪波动性大，往往不能很好地表达忧伤的情绪；自杀观念的表露常不清楚，如患者可能会说"让我死吧！"，却否认自己有自杀的念头。概括来说，老年期抑郁症可具有以下几方面表现：

第一是表现为焦虑、抑郁和激越。

比如说老人对忧伤情绪表达含糊，多用"没意思、心里难受"来表示，或表现对外界事物无动于衷，常否认或掩饰心情不好，甚至强装笑颜。

还需要注意的是，抑郁常与焦虑症状结伴而行，可表现为终日担心自己和家庭将遭遇不幸，大祸临头，以致搓手顿足、坐立不安、焦虑万分、惶惶不可终日。

第二是表现出兴趣索然。

老人表现出心情低落通常伴随兴趣下降，对环境中的一切事物均无兴趣。不但对以往生活的热情和乐趣下降，很难体会到"快乐"的感觉，也表现为越来越不愿参加平常的活动，包括平时常规的做家务、跳广场舞、遛弯、打牌、唱歌跳舞等活动，甚至闭门不出，对亲友也疏远了。

第三是表现出精力下降，疲乏无力。

老人感觉到浑身没有力气，身体很疲惫，做事情提不起劲、打不起精神，甚至有可能终日卧床，日常生活需家人照顾。也常有因此被当作躯体疾病，至医院其他科室接受检查，辗转反复于多个专科就诊。

第四是出现认知功能损害。

认知功能包括了计算力、记忆力、注意力、理解力和判断力等多种能力。正常情况下，这些方面的能力均有可能随着年龄的增加而慢慢有所下降。但认知功能的损害则可表现为明显感觉自己记性变差，刚发生的事情就忘记了；觉得别人讲话自己听不懂了，看书也看不明白；觉得没有办法集中注意力做事，很容易分神；或觉得做决定变得很困难，总是犹豫不决等。这些问题在老年期抑郁症患者中很常见。约有 80% 的患者认为自己有明显的记忆力减退，还有 10% ~ 15% 存在比较明显的、类似痴呆的表现，医学上称此种抑郁为"抑郁性假性痴呆"，这种类似痴呆的表现在抑郁情绪缓解后将得以改善。

第五是自卑与自责。

一些老年人在退居社会舞台回归家庭后的一段时间内可能会有失落感和无用感，但随着对退休后生活的慢慢适应与调整，这些感觉会逐渐消失，这属于正常的适应过程。老年期抑郁症患者的自我评价降低，常觉得自己一无是处；或反复追念以往不愉快的事，责备自己做错了事，对不起亲人；严重者有罪恶的想法，认为自己犯了不可原谅的过错。

第六是精神运动性迟滞。

老人变得动作速度缓慢，且伴有面部表情减少、说话速度变慢等。严重的还会表现为双目凝视，情绪没有起伏，好似无欲无求，对外界的各种事件也表现得无动于衷。

老人同时可伴有思考问题困难，与其交谈，或向老人提问时，往往要询问很多次才以简短低弱的言语答复。同时，由于思维速度慢，大部分时间处于沉默不语的状态。行为上的迟滞表现与心理过程的缓慢是一致的。

第七是躯体症状。

许多老年期抑郁症患者主要表述自己的各种躯体症状，而感觉不到抑郁情绪的存在，因而情绪症状很容易被家人忽视。专业上将这种躯体症状所掩盖的抑郁症称为"隐匿性抑郁症"。

这些躯体症状主要表现为以下几种类型：

① 疼痛综合征：最常见，如头痛、胸痛、背痛、腹痛及全身疼痛，但找不到器质性病变。

② 胸部症状：如胸闷和心悸等。

③ 消化系统症状：如厌食、腹部不适、腹胀及便秘等。

④ 自主神经系统症状：如面红、手抖、出汗和周身乏力等。

第八是疑病症状。

疑病症状，就是怀疑自己患了某种躯体疾病，但与躯体的客观情况不一致。患者常以某一种不太严重的躯体疾病开始，担心自己的病情恶化，甚至担心得了不治之症，虽经医生和家人反复解释但仍然无法释怀。60 岁以上的老年期抑郁症患者中，大约 1/3 的老年人首先表现为疑病症状。疑病最常出现的是消化系统不适，表现为便秘、胃肠不适等。若老年人表现出对正常躯体功能过度关注，或对轻微的躯体症状过分担心与紧张，应考虑是否有老年期抑郁症的可能（图 16.1）。

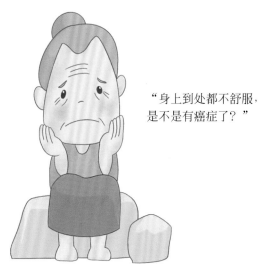

"身上到处都不舒服，是不是有癌症了？"

图16.1　疑病症状

第九是自杀倾向。

老年期抑郁症患者自杀的危险比其他年龄段的患者大。约 55% 老年患者在抑郁状态下产生自杀行为。自杀行为多发生在伴有躯体疾病的情况下，且成功率高。如果老年患者存在孤独感、罪恶感、疑病症状、激越和持续的失眠等表现，自杀的发生率会升高。老年期抑郁症有慢性化趋势，也有患者不堪抑郁症状的折磨，自杀念头日趋强烈以致自杀以求解脱。家属应予以极大的关注与预防。

✿ 这些情况容易发生抑郁

虽说抑郁症是"心病"，但在促成老年期抑郁症的发生发展方面，生物、社会、心理因素都有份。大脑和躯体调节功能的下降、睡眠节律以及其他生物节律的紊乱在老年人中比年轻人更为常见。即使老年人对当下的生活比较满意，也可能因为年老力不从心，或伴有躯体疾病而感到垂头丧气，甚至绝望。同时，老年人可能需要面对一些不利的生活事件，如丧失亲人和朋友等。此类社会心理因素在老年人抑郁症的发病中起到一定的作用。具体有以下这些：

一是遗传因素。

总体认为遗传因素在发病中的作用随年龄增大而减少，老年期抑郁症患者有阳性家族史者较少。因而遗传因素在老年期抑郁症患者的"病因"中所占的比重是比较小的。

二是社会心理因素。

老年期抑郁症患者在病前经历重大生活事件的概率与中青年人概率相似，但事件严重性较重，主要的事件为家庭冲突及居丧反应。但并非每个遭受重大生活事件的个体都会患抑郁症。

三是大脑病理改变。

老年人的脑血管病变更容易促进抑郁的发生。在有心脑血管危险因素的老年群体中，抑郁的发生概率随之增高。因此，在脑梗死、脑出血（两者统称"脑卒中"，俗称"中风"）和（或）其他脑血管疾病患者中，抑郁症状较为常见，脑卒中后患者中有 30% ~ 50% 患有抑郁症。此外，血管性痴呆患者也经常伴发抑郁情绪。

四是躯体疾病。

所有躯体疾病均会导致抑郁症状和抑郁症的发生率增加。如脑卒中、帕金森病、1 型糖尿病和一些癌症等疾病，因为影响身体和大脑的某些生理功能，因而可能增加这些人群的抑郁发生概率。冠心病患者若伴有抑郁症状，有可能增加死亡风险。

简单几个问题就可筛查抑郁

由于抑郁症的表现早期很隐匿，尽早识别和干预很重要。下面介绍一种筛查抑郁的简单方法——抑郁症自我评估量表。这个量表条目比较简单，一共有九个条目，分别为：

（1）做事时提不起劲或没有兴趣。

（2）感到心情低落、沮丧或绝望。

（3）入睡困难、睡不安稳或睡眠过多。

（4）感觉疲倦或没有活力。

（5）食欲缺乏或吃得太多。

（6）感觉自己很糟糕或很失败，或让自己或家人失望。

（7）对事物专注有困难，例如阅读报纸或看电视时。

（8）动作或说话速度慢到别人已经察觉；或正好相反，表现为烦躁或坐立不安、动来动去的情况更胜于平常。

（9）有不如死掉或用某种方式伤害自己的念头。

每一个条目都有四个评分等级：完全不会（0分），几天（1分），一半以上的日子（2分），几乎每天（3分）。

总分在0～4分，没有抑郁症；5～9分，可能有轻微抑郁症；10～14分，可能有中度抑郁症；15～19分，可能有中重度抑郁症；20～27分，可能有重度抑郁症。需要注意的是，量表只能辅助判断，并不能作为诊断的依据。

老年人要学会预防和自我调控抑郁症

预防抑郁症，没有医学背景的老人也不是无计可施，我们可以做以下的事情：

一是积极应对各种躯体疾病。

定期检查身体，有病早治。虽然有些疾病彻底治愈不易，但疾病好转或者能保持较好的生理功能是有很大可能的。身体健康是心理健康的基础，心理健康又能促进身体健康，两者不可分割。

当然，同时需要注意的是，倘若确诊患有某种慢性病，先不要紧张、恐慌或悲观失望。患了躯体疾病要积极治疗，虽然心情一定会紧张，但要相信早发现、早治疗一定是对疾病康复有利的。随着医疗技术的不断提高，过去认为难治的疾病也可得到显著疗效。而保持积极的、以解决问题为导向的思维，可以有助于平复情绪，而稳定的、积极的情绪状态对躯体疾病的康复也能起到促进作用。

二是调整认知观念。

人们年轻时往往有许多抱负、志向。许多人经过不懈努力，艰苦奋斗，终于壮志得酬。到了老年，觉得不负此生，得以欢娱晚年。但有些人由于种种原因，未能如愿以偿，以致老年后叹"壮志未酬身已衰"，伤"少壮不努力，老大徒伤悲"，不胜唏嘘。而在前者，有时也会不时追念过去的辉煌经历，留恋不已，叹"夕阳无限好，可惜近黄昏"，对过去依依不舍，对未来忧心忡忡。这两种认知方式都需要调整，关键是要聚焦当下，把注意力集中在提高目前的生活质量和幸福感上，也许是更好的选择。享受"采菊东篱下，悠然见南山"的惬意生活，"儿孙绕膝须尽欢"的天伦之乐，"盈缩之期，不但在天，养怡之福，可得永年"，意则调养好身心、益寿延年也是老年生活的追求。

三是过好退休关。

老年人在退休后，由于生活的内容、节律发生变化，可产生一些不良情绪。在退休后，觉得离开了工作岗位，似乎失去了什么，好像减少了生活的意义，认为成天赋闲在家，除了饮食、睡眠以外，无所事事，从而产生无用感、自卑感、烦躁、抑郁的情绪，甚至觉得度日如年，前途茫茫，消极悲观。但人生每个阶段生活的重心和重点是不一样的，在耳顺和从心所欲之年，带着丰富的人生智慧以及对生活的好奇心，会发现仍然有很多新鲜的事物值得去尝试，仍然有很多生活的细节值得去品味。

四是坚持学习，融入群体。

进入老年后，如果能根据自己的能力和爱好继续进行学习，是有益于身心健康的。一来持续的学习可以延缓大脑的衰老，二来学习具体的、有兴趣的知识或技能，可以让自己有一种进步感、获得感、胜任感，这样积极的感觉可以帮助保持良好的情绪状态。此外，在学习的过程中也许是与一群人一起，也许能结交新的伙伴，帮助自己持续地融入群体。而群体可以促进学习兴趣、保持社交功能、获得社会支持。

五是培养兴趣与爱好。

有些人到了老年，兴趣与爱好愈来愈少，这样日子长了，也可产生活着无意义的悲观情绪。兴趣与爱好既可丰富生活内容，也能找到自我与自信。通过发展兴趣爱好，不仅可以找到对生活的热爱，享受生活；也可以找到与自己相处的方式，更加欣赏自我。兴趣与爱好种类繁多，如游山玩水、垂钓、种植、养花、养小动物、集邮、阅读、打桥牌、看电影电视、欣赏音乐和演奏、写字、绘画等，可根据自己的条件和兴趣决定。倘若年轻时就兴趣狭窄，缺少爱好，那么，到了老年，就应鼓励自己，努力培养起来。可为自己定一个目标，然后朝此目标不断努力。

六是多参加体育活动。

"生命在于运动"。体育活动不仅可以改善躯体功能，如增加心肺活量，提高身体代谢水平，提高免疫力，改善认知功能等，同时对于保持快乐的心情也有积极的作用。运动时大脑会分泌一种名为"多巴胺"的物质，而多巴胺是让我们感受到快乐的物质。因此，"我运动，我快乐"的说法，是有生物学依据的。

从任何年龄开始锻炼都是有益的。老年人适宜于缓慢和持续的项目，如步行、慢跑、游泳、爬山等。对下肢关节有伤痛，有较严重的冠心病或其他疾病的人，不宜做运动量大的锻炼，可选择气功、太极拳、太极剑等。

治疗抑郁症要"心"、"药"并用

抑郁症的治疗并不简单，常常需要心理和药物治疗配合，才能收到最佳效果。

先说药物治疗。

老年患者的药物治疗是一个较复杂的问题。药物治疗一定要在专业医生的指导下进行。老年人用药需要注意以下几个方面：

（1）耐心观察药物的效果。在起效时间方面，老年期抑郁症患者药物起效时间较慢，一般需要耐心等待至少 3 周才能起效。

（2）密切观察药物不良反应。因为老年人对药物很敏感，因此不良反应可能更明显。在用药期间家属应观察患者有没有起床时容易头晕、睡眠过多或白天思睡、口干便秘等表现。老年人自己要注意起床时缓慢变换身体的姿势，以防晕倒；多运动，多饮水，多吃富含膳食纤维的食物，帮助大便排出等。

（3）如果有其他躯体疾病，在就诊时向医生详尽讲述所患疾病及正在服用的药物，以便医生开具合适的处方，避免药物之间的相互影响。

再说心理治疗。

心理治疗对老年期抑郁症不可或缺。由明显心理社会因素及不良环境所致抑郁，心理治疗师通过倾听、共情、提供建设性策略等帮助他们处理一些暂时的困难。而对明显依赖和回避行为患者，通过帮助患者发现存在的"负性（不好的、不良的）思维"，矫正患者的负性认知；通过发现患者的不良行为模式，提供建设性行为替代不良行为。心理治疗一般需要在专业人员的指导下进行。

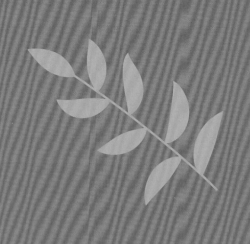

第十七章

睡不好觉

失眠

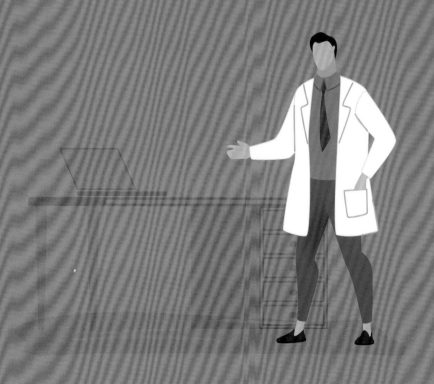

面对老年人失眠不要草木皆兵

老年人失眠常见，我们要具体情况具体对待，既要重视，但又不能草木皆兵。

人的一生有三分之一是在睡眠中度过的，睡眠对每个人来说既重要又普通。重要在于睡眠可使人体得到充分休息、补充人体能量、增强自身抵抗力，对维护人的正常心身活动极其重要；普通在于睡眠是一种周期性的生理现象，无需去过度期待。但睡眠生理会随年龄变化而变化，随着年龄的增长，人们的平均睡眠时间会越来越短，睡眠需要也越来越少。同时，睡眠时间还受基因影响，存在个体差异。但总体而言，老年人的失眠现象很常见。

失眠是人的一生中都会经历的一件事情，或许你昨晚刚经历过一次失眠。其实从医学角度看，失眠并不完全等同于"失眠症"，失眠只是短时间的"睡不好觉"，心中有事或者身体病痛都可能导致晚上失眠，如果这是一种暂时表现，则算不上是一种疾病。而"失眠症"持续时间比较长，在医学上被列入一种疾病，其诊断标准通俗来讲有如下几项：每周至少失眠 3 次，且第二天醒来后对睡眠的质和量不满意，并且身体表现得很不舒服，工作、学习、生活都受到一定的影响，这样的状态达一个月，属于急性失眠症；超过三个月，则称之为慢性失眠症。中国睡眠研究会 2016 年的调查显示：慢性失眠症的患病率从儿童的 4.0%、青年人的 9.3%，到老年人的 38.2%，可见被失眠困扰的老年人居多。但是有失眠的表现时，需要进一步检查，才能确定到底是不是失眠症。

总体来说，老年人正常睡眠时间在 5 ~ 7 个小时，但大多数人很难达到，大多数老年人身体状况不好、生活枯燥乏味，这些对他们的睡眠都有一定影响，导致老年人入睡困难（通常超过 30 分钟），夜里睡觉不踏实，对外界噪声、光线十分敏感，夜间醒来的次数及时间会增加，容易早醒，睡眠效率持续下降。长期睡眠不良可能导致老年人认知功能受损、记忆力下降、容易跌倒，可能引发抑郁、焦虑、老年性痴呆等精神神经疾病，对老年人的日常生活质量和身心健康造成严重影响，需要重视。

人体有个生物闹钟

人们为什么日出而作、日落而息？其实早在 18 世纪法国天文学家德梅朗就描述了含羞草叶子的活动与外界光线明暗变化的关系，以此提出自然界内部存在生物钟，后来经过科学家们的探索，最终找到了位于人类大脑视交叉上核的"生物钟"，确认了人类也有自己内源性的昼夜节律，而且会受到外界光照、温度、运动、进食时间等因素的影响。其中光照是最大的因素之一，白天当光线进入眼睛时，它通过视网膜投射到大脑内的下丘脑，而下丘脑将信息传给一个叫"松果体"的地方，通知它们停止分泌促进睡眠的物质——褪黑素（一般早上 7 时左右），促进人体清醒；晚上视网膜无法接收到光线的刺激，松果体开始分泌褪黑素（一般晚上 9 时左右），促进我们睡眠。褪黑素在人体生物钟形成中扮演着重要角色，正是这一昼夜节律督促人们养成规律的作息，这也解释了为何很多人到了春秋季的阴雨天总是觉得特别困倦，也称之"春困秋乏"（图 17.1）。

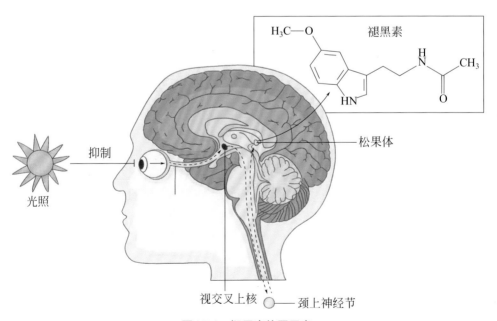

图17.1　褪黑素位置示意

易致失眠的七大因素

现实生活中有人睡不够，而有人却睡不着。那么，到底是哪些因素与失眠有关呢？专家们研究显示主要有下面七大因素：

一是生理因素。

如上所述，大脑的"松果体"与"生物钟"密切相关。而老年人随着年龄的增加，松果体功能会逐渐减退，对外界光线刺激的反应能力下降，使下丘脑视交叉上核中的褪黑素分泌减少，睡眠觉醒周期的调节能力下降，所以老年人更容易出现睡眠节律紊乱。

二是个性特征。

性格急躁、容易焦虑、追求完美、具有强迫人格的人群相对容易失眠。

三是心理因素。

与年轻人相比，老年人更容易感到寂寞和孤独，从人生的舞台中央退居其后，难免易感到失落、无用等负性情绪。若加之丧偶、家庭关系不和谐、儿女不孝等负性生活事件，则更易使老年人感到心情不好，或心事重重，不利于睡眠。

四是环境因素。

居住环境嘈杂、室温不合适、光线太亮、床不舒适等可能导致睡眠质量下降。

五是生活行为因素。

若老年人白天没有事情可做，同时缺乏活动/运动，或午睡时间过长，或抽烟、喝酒、喝大量含咖啡因的饮料或浓茶，或睡前过度运动、睡前玩手机、睡前看电视等一些不太健康、不规律的生活行为习惯，均可能影响睡眠质量。

六是精神疾病因素。

患有焦虑症、抑郁症或躯体化障碍的人群多伴有失眠症状。同时长期失眠的患者也容易抑郁或焦虑，两者相互加重和共存。

七是躯体疾病因素。

老年人难免被某些躯体疾病缠绕，如腰椎间盘突出症、心力衰竭、脑卒中、帕金森病、老年性痴呆等，多因疾病不适感导致睡眠障碍。

案例：**心不安则睡眠乱**

> 患者为 63 岁女性，以"紧张担心伴轻生念头 4 个月，加重伴躯体不适 1 周"为主诉就诊。患者 4 个月前被确诊为"糖尿病"，因此整日担心自己会患上糖尿病的并发疾病，焦虑感逐渐加重，反复出现轻生念头，食欲变差，入睡困难、睡眠浅、睡眠时间减少，经常凌晨三点就醒来，无法再入睡，白天精力越来越差，陷入恶性循环。不得不入住医院心理科。
>
> 入院诊断考虑："混合型焦虑和抑郁障碍"。经过 15 天的住院药物治疗、物理治疗，加上心理辅导，睡眠、心情逐渐好转出院。

案例解析：这位患者系过度关注自己的躯体疾病，出现了焦虑、抑郁情绪和失眠症状。予以药物治疗的同时，给予心理健康教育，让患者了解糖尿病及其相关注意事项，同时鼓励患者参加一些集体活动，学会转移注意力，并安心接受躯体疾病和情绪睡眠症状的治疗，患者则较快地从不良心境中走出来，睡眠也自然好转。

根据失眠时间长短区分失眠类型

根据《中国失眠症诊断和治疗指南》所述，按照失眠时间长短可以将失眠分为慢性失眠障碍、短期失眠障碍和其他失眠障碍。假如你每周至少失眠 3 次且次日醒来感觉全身疲劳不适，经常犯困、注意力无法集中，造成学习、社交、家务等能力损害，这样的表现至少持续 3 个月就可以诊断为慢性失眠障碍。但是如果上述表现持续时间少于 3 个月，此种情况下不论每周出现几次症状，均要归类于短期失眠障碍。而其他类型的失眠障碍仅在你不能满足慢性和（或）短期失眠障碍的情况下才能做出诊断。需要了解的是，许多短期失眠障碍者的失眠症状可能随着原有疾病的痊愈或者进行睡眠健康宣教而缓解，但也有一部分人逐渐发展为慢性失眠障碍。

您是否真的失眠？六大表现来评估

晚上睡不着就是失眠？睡不够八小时就是失眠？白天精神还可以，但昨晚断断续续只睡了五个小时，是不是失眠了？很多人都存在这些疑问，要告诉大家的是，这些并不一定是失眠！就算睡够了八小时也不一定算睡得好！那怎么才算真正的失眠呢？老年患者可以结合下述失眠的六大表现，根据自己近期的睡眠情况进行简单的自我评估，进而科学地选择处理方式。

第一是入睡困难。

即使处于舒适的睡眠环境下，也不能较快入睡，明明困得睁不开眼睛，但在床上翻来覆去半个小时甚至几个小时还是睡不着。

第二是睡眠浅。

睡得不踏实，虽然睡着了，但总感觉似睡非睡，迷迷糊糊，大脑并没有完全放松下来，老是做噩梦，每天晚上醒来的次数超过 2 次。

第三是容易早醒。

打个比方，平常都是早上 7 点起床，最近总是提前 1 ~ 2 个小时醒来或凌晨早早醒来，思前想后，焦虑担忧，怎么也无法重新入睡，眼巴巴睁着眼到天亮。

第四是醒来后感觉疲倦或全身不适。

白天醒来总是感觉没睡够，困倦乏力、烦躁易怒，注意力不集中或记忆力下降，影响了正常的社交、家务或学习。

第五是总睡眠时间短。

评估总的睡眠时间，少于 6 个小时，老年人则少于 4.5 个小时。

第六是睡眠问题出现频率高。

评估上述症状，每周至少出现 3 晚，且持续时间至少 1 个月或者长达 3 个月。

需要注意的是，只有符合上述六大表现，才可考虑自己失眠，这个时候需要寻求医生的帮助了！如果晚上睡得晚或者夜里醒来几次，但白天仍然精力充沛，没有感觉不舒服，这其实算不上失眠，大可不必过分担忧（图 17.2）。

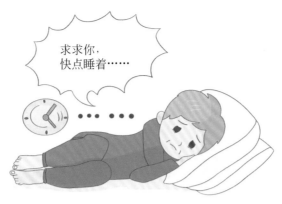

图17.2 失眠示意

老年人要学会预防和打败失眠

睡眠可以消除疲劳，恢复体力和精力，也可以保护大脑，巩固记忆，改善认知，可见良好的睡眠对人体健康的重要性。但由于老年人群的特殊性，经常出现失眠的情况，使他们的身体素质变差，精神状况不佳，因此，为了避免失眠给老年人带来诸多危害，学习如何预防和自我调控失眠就显得十分重要。下面是要注意的几点：

首先要行动上重视睡眠。

正确的睡眠不是刻意追求时间，而是培养规律的睡眠作息。养成良好的生活方式及睡眠习惯，如保证睡眠环境安静、舒适、少光线，形成属于自己的"生物钟"。对于失眠患者，可以相对固定每天的上床睡觉时间，比如晚上10:30 ~ 11:00 上床，起床时间为早上 5:30 ~ 6:00；每天下午进行适当的锻炼，如慢走等，可以改善白天的精力，使晚上更好入眠。但也要注意，不要在睡前运动，否则会导致大脑兴奋、体温上升，反而不利于睡眠；另外睡觉前最好不要看电视，避免光线刺激。养成良好的饮食习惯，不要空腹上床，也不要吃得过饱；睡前避免饮用咖啡、浓茶及酒；睡前喝一杯热牛奶，用热水泡个脚或洗个热水澡，都有助于睡眠；或者采取一些促眠方法，睡不着的时候可以深呼吸放松，对自己进行心理暗示或者听轻音乐等。

然后注意要有好睡眠，功夫在白天。

白天尽量做到少睡眠，老年人本身睡眠时间就比年轻的时候少，如果白天睡太多，晚上会睡得更少，所以尽量减少白天打盹时间，尽量安排一些力所能及的活动，这样对睡眠的渴望就会增加，以此增加睡眠效率。

还要注意限制在床上的时间。

只把床用来睡觉，不要在床上做其他事情，例如看电视、看书、思考问题。如果 20 分钟内睡不着就起床，感到有困意了再去床上睡觉，有诗文"夜中不能寐，起坐弹鸣琴"，也示意如果长时间睡不着，不要强行让自己躺在床上，可以起床做些能做的事，待睡神来临再上床，以慢慢建立床与困意之间的联系，形成条件反射，直到可以正常入睡。

最后是从心理上轻视失眠。

不过于担心失眠，害怕失眠往往会导致更严重的失眠，要持乐观态度，认识到失眠是可以调节和治疗的。要知道老年人对睡眠的需要比年轻时要少一些，况且，偶尔一两次失眠并不会对身体造成太大的影响，夸大恶化失眠的后果，只会加重焦虑及失眠；另外不要刻意去控制睡眠，有些老年人对自己的睡眠要求很高，必须睡够 8 个小时，必须在晚上 9 点睡着，一旦无法在短时间内入睡就会紧张、担心，越睡不着则越心急，陷入恶性循环……其实睡眠是正常生理现象，身体感觉累了、困了就多睡一点，不困就少睡一点，所以不要强迫自己必须怎样。当然，如果自我调节效果不好，则需要去医院寻求专业医生帮助。

老年人药物安眠有讲究

大量临床实践已表明，在病因治疗、认知行为治疗等非药物治疗的基础上，科学合理地使用催眠药辅助治疗失眠具有积极作用和可观疗效。人们常说的"催眠药"在医学上通常包括两大类，一类称之为苯二氮䓬类药物，另一类为非苯二氮䓬类药物。其中苯二氮䓬类药物包括艾司唑仑、三唑仑、地西泮、阿普唑仑、劳拉西泮、氯硝西泮等，它们对焦虑性失眠患者的疗效较好，可增加总睡眠时间，缩短入睡时间，减少夜间觉醒次数，但也常有一些不良反应，如头晕、口干、食欲缺乏、便秘、遗忘、跌倒、日间困倦感等，长期服用可能产生依赖或成瘾；非苯二氮䓬类药物包括右佐匹克隆、佐匹克隆、唑吡坦等，该类药物更具有选择性，作用单一，代谢快，比苯二氮䓬类药物更安全，次日很少产生残留的困倦症状。

需要注意的是，由于催眠药具有成瘾性和一些副作用，加上老年人身体各项机能不如从前，对药物的吸收及代谢能力下降，所以对作用于中枢神经系统的镇静催眠药特别敏感，同样的用法、用量，老年人比年轻人更容易出现精神紊乱状况，如出现意识障碍、遗忘、跌倒、日间困倦感等症状，长期服用还易产生抑郁症状。因此，老年人使用催眠药一定要在医生的指导下规范使用，同时有以下几点讲究：

第一，首选安全性较高的非苯二氮䓬类（如佐匹克隆、右佐匹克隆）药物。苯二氮䓬类药物（如阿普唑仑、艾司唑仑、劳拉西泮）虽然短期内能改善睡眠状况，但由于代谢时间太长，患者第二天醒来后常常感到昏昏沉沉，加上老年人身体素质差、平衡能力减弱，容易发生跌倒和骨折风险，还可能增加痴呆的风险，所以不建议在老年人中首选。

第二，减少服药种类，尽量单一、小剂量开始用药，缓慢增加至最低有效剂量，一旦达到有效则不再轻易增加药物剂量。

第三，根据失眠类型合理选择用药，入睡困难的老年人宜服用起效较快、持续作用时间短的药物，比如佐匹克隆、唑吡坦等；睡眠浅、容易做噩梦的患者多选择作用时间在 6 ~ 8 个小时的催眠药，如艾司唑仑、阿普唑仑、劳拉西泮等；易早醒，醒后就睡不着的患者可选择作用时间更长的催眠药，如氯硝西泮、地西泮等。

第四，按需服药、间断治疗，例如上床 30 分钟后仍不能入睡时再服用；短期失眠患者要按需服药，一般 2 周后就可停药；若睡眠状况有所改善，可间隔 1 ~ 2 日服药，不宜长期服用。

第五，不能酒后服用催眠药。因为酒精和催眠药可对大脑产生双重抑制作用，使人反应迟钝、昏睡，甚至昏迷，严重者呼吸停止而危及生命，也不要与其他中枢抑制药、止痛药合并服用。

第六，长期服用催眠药的老年人，要定期复查血常规及肝肾功能，以防药物对肝肾造成损害，所以有肝、肾疾病的患者在服用催眠药时应更加谨慎。

第七，长期服药的老年患者，不可自行突然停药，否则会产生停药反跳现象，如焦虑、失眠、兴奋等，应当遵医嘱在1～2周的时间内逐渐减量、停药。

案例：改善睡眠要找对药物"帮手"

患者，女性，66岁，因"反复睡眠差5年"为主诉就诊。患者自5年前退休后出现失眠症状，逐渐加重，主要表现为入睡困难、早醒、睡眠质量差，至当地医院予"劳拉西泮"治疗，服药前几天睡眠有所改善，之后效果不明显，白天精力下降、思睡乏力、记性差，料理家务能力下降，白天担心晚上的睡眠质量，为解决睡眠问题来我院就诊，诊断为"失眠症"。予以佐匹克隆联合曲唑酮治疗，视患者个人情况逐渐加量至维持剂量，同时将"劳拉西泮"逐渐减量至停用，同时配合心理治疗及物理治疗。在用药过程中，患者诉偶有头晕、口苦等轻微不适，经1周的综合治疗后，患者夜间睡眠较前好转，白天精神尚可，自诉整体状态尚可，心情也较前好转。

案例解析： 该案例中的患者主要是入睡困难，所以首选安全性较高、起效较快的"佐匹克隆"，"劳拉西泮"属于苯二氮䓬类药物，老年人长期服用容易产生依赖或出现跌倒，故在对症治疗过程中逐渐减量至停用。

由此可见，"催眠药"在发挥镇静催眠作用的同时，是具有一定副作用的，但也不必过度担心，需要遵循医嘱服用。使用催眠药确实有很多讲究，因为每个患者失眠的具体症状不同，也存在个体差异，对药物敏感度不同，治疗需考虑全面。尤其对于老年人来说，出现问题应及时就诊，寻求专业人员的帮助，服药时更应多加谨慎，低剂量使用，科学选择，若有依赖倾向应在医生指导下逐渐减量或使用非镇静催眠药替代。

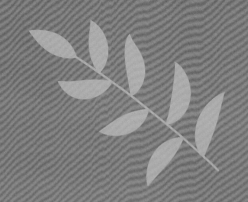

第十八章

跌倒

老年人生命健康的大敌

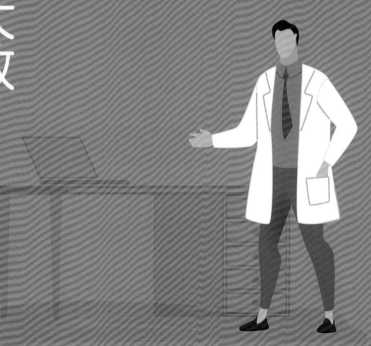

老年人跌倒危害不一般

跌倒是老年人生命健康的大敌！一次摔倒也许就会使其健康水平在短时间内急转直下，甚至危及生命！反复跌倒是老人开始失能的一种表现，说明老人丧失了自主活动的能力。反复跌倒也是衰弱的前兆，预后不良。随着人口老龄化日趋加剧，预防老年人跌倒已成为社会关注的焦点。那么，跌倒会给老年人带来哪些危害呢？

老年人跌倒容易发生骨折。 人体的骨头大大小小一共有 206 块，共同撑起了我们的躯体。在生命的不同时期，骨头也发生了一些变化，如果说婴幼儿时期为"软骨头"，青壮年时期为"硬骨头"，那么老年时期就逐渐变成了"脆骨头"，也就是专家常说的骨质疏松。同样的外力作用下，脆骨头容易发生骨折。骨折本身不会致命，要命的是骨折后限制你的活动，强迫你长时间住院或卧床静躺，殊不知，这一躺就躺出了许多大麻烦！所以说啊，骨折后长时间卧床会使老人健康雪上加霜！主要是因为下面几个原因：

一是长时间卧床制动，人体清理呼吸道的能力降低，分泌物排出不充分，堆积在肺部较低的位置，成为细菌病毒的好居所，同时有基础疾病的老年人抵抗力进一步降低，极易惹上要命的肺炎。

二是卧床缺少运动时，肌肉的挤压动作减少，人体血管内血液的流动速度也随之减慢，甚至在局部出现"掉队撂下、停滞"的现象，逗留在此的血液便成了血栓。这些可怕的血栓一方面不停地招揽"盟友"加入——吸引血小板聚集，扩大自己的声势，另一方面还不安分，脱落后被血液带到机体的其它部位，堵塞血管，使组织缺血缺氧。最危险的是栓子流窜到肺部的时候，把肺动脉堵得死死的（引起肺栓塞），引发心肺负担加重、缺氧等一系列严重的并发症，一旦发生了肺栓塞，非常难治，致死率极高。

三是长时间的卧床还会给老年人身体带来其它的不良影响，比如原本走下坡路的肌肉进一步加速萎缩或力量减弱，泌尿系统更加容易感染，皮肤产生压疮坏死，心情也变得抑郁等。

案例：让张爷爷一跌不起的跌倒

> 张爷爷儿孙满堂，80岁的老爷爷虽然年岁已高，身子骨一向硬朗。平常喜欢亲自种点花花草草，乐在其中，晚年生活很幸福。可是前不久病重过世，起因竟是摔了一跤！跌倒后导致了左股骨颈骨折，骨折之后需卧床制动，由于机体活动受限缺少运动而并发肺部、尿路感染，最终并发感染性休克、多器官功能衰竭，虽经医务人员全力救治，但也无力回天，住院1个月后离世。

案例解析： 俗话说伤筋动骨100天，这对于年轻人来说算不了什么，而对于80岁高龄的张爷爷来说却是一场致命的打击，让老人因此一跌未能再起。

招致老年人跌倒的疾病因素

一是影响机体平衡功能的疾病。
如脑卒中、小脑疾病、周围神经系统疾病等。
二是引起大脑急慢性缺血的情况。
如严重的贫血导致的大脑供血不足。
三是引起机体认知反应能力下降的疾病。
如眼部疾病导致的视力下降、老年性痴呆、抑郁症等。
四是其它因素。
便秘后久蹲速起引发直立性低血压。

预防跌倒，老人自己能做哪些？

预防跌倒，老人自己能做哪些？总结起来不外乎以下这些：

一要规律运动。

运动可以增加肌肉和身体的柔韧性。老年人可以在医师指导下适当运动，比如抗阻力运动（拉弹力带、游泳、举重物等）和平衡功能训练等。奥塔戈运动就是一套适合老年人的运动，简单易学，长期坚持可以预防跌倒。

奥塔戈运动——热身运动　　奥塔戈运动——平衡训练　　奥塔戈运动——肌力锻炼

二要药别滥用。

尽量减少不必要的用药，要遵循医嘱用药，服药期间了解注意事项，学会应对药物不良反应。

三要衣着适中。

不穿过大过紧衣裤、鞋袜，鞋底要防滑尽量不穿拖鞋。

四要使用器具。

当腿脚有疾病、乏力时，要及时选用合适的辅助用具，如拐杖（图18.1）、助行器、髋关节保护内裤（图18.2）等。平常可以将器具置于就近可取的位置。视力或听力不好的老年人要及时佩戴眼镜、助听器等。

五要起居宜慢。

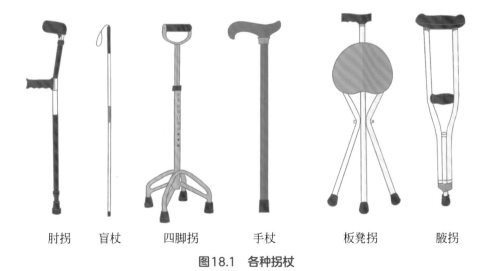

肘拐　　盲杖　　四脚拐　　手杖　　板凳拐　　腋拐

图18.1　各种拐杖

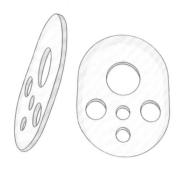
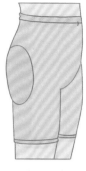

吸收跌倒时的外力
减轻对骨骼的外力冲击
预防骨折

图18.2　髋关节保护内裤

日常生活中行动要慢，特别是夜间起床时注意 3 个 30 秒或者更长时间，即醒来后先在床上躺 30 秒，再在床边坐 30 秒，然后站起来扶着家具站 30 秒，完全清醒后再去卫生间。如厕时多抓扶手，湿滑地少走且放慢速度。

六要注意跌倒高危时刻。

洗澡时、服药后半小时至一小时、着急接电话时、起夜时、上下车时、乘扶梯时、高处取物时等，这些都是容易发生跌倒的时候，要特别注意。

跌倒时的姿势不同，伤情也不同

老年人跌倒危害大，有时会伤筋动骨，特别容易发生股骨颈骨折，严重者甚至出现头颈部损伤，治疗棘手，恢复困难。相对而言，上肢损伤较下肢损伤麻烦小，下肢损伤又比脊柱损伤麻烦小，最严重的当然是头颈部骨折损伤。跌倒损伤的部位与身体接触地面受到的撞击力大小和倒地的部位有关，所以跌倒的姿势很关键。老年人常见的跌倒姿势不外乎向前扑倒或侧身倒地、仰天倒地、臀部坐地几种形式。无论是上述哪一种形式，要记住重点保护头部。跌倒于老年人而言很常见，且常常是在不知不觉中突然发生。跌倒的瞬间可能无法快速反应，但要有这样的意识，在自己能把控的时候尽力采取措施补救。比如，万一摔倒，老人尽可能用双手撑地，可以在一定程度上减轻伤害程度，相对于臀部着地或一侧身体着地，用手撑地造成的伤害以及治疗的难度要小很多（图 18.3），重点有以下原则：

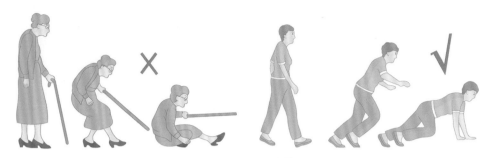

图18.3 跌倒姿势

一是抬头抱头。

向前扑倒或侧位跌倒时做手掌撑地、头抬离地面的姿势；向后仰天倒地时做抱头弓腰屈腿姿势，放松身体，将头靠向前胸部。

二是顺势而倒。

"宁滚不硬"，即感觉要跌倒时，如果周围环境安全，身体放松，做屈曲侧身滚动，能在一定程度上分散来自地面的冲击力，避免身体僵直而增加骨折风险。

三是让"肉"先挡挡。

身体肌肉脂肪能缓冲一部分压力，如果可能让肉多处受撞比骨头直接受撞的危害相对要小。

老年人跌倒后的自救锦囊

万一跌倒，老年人应该怎样自救？

首先正确自我评估。

看看自己能否起身，当发生跌倒后不要立即起身，需先自行评估，以下情况可以试着自己起身，否则原地原姿势等待救援。

不剧痛，即没有身体某个部位的剧烈疼痛。

不动，即指没有明显的骨头错位导致的异常活动。

不晕，即头部无发晕、黑蒙的现象。

其次要掌握正确起身方法。

虽然老人自己评估认为可以起身，但是难以在短时间内做出准确判断，为防止误判导致二次伤害，建议老年人起身时应掌握以下原则：身体整体移动，避免牵拉扭曲动作。

跌倒后正确起身方法

起身步骤口诀（以背部着地为例）

一弯膝盖二挪臀，

休息片刻三翻身，

四撑手掌翘屁股，

五屈双膝呈跪式，

面向支撑物靠近，

六步双手抓扶稳，

休息片刻无头晕，

七步便是缓起身。

最后就是要正确求救。

如果经过自我评估认为无法起身，要立即运用多种方式求助。首选拨打120急救电话，尽量能说出自己的准确位置，如街道、小区、楼栋、房间号；若身边没有电话则可以利用能用物体敲击地面、墙壁、家具等制造声响，同时大声呼救，等待救援。

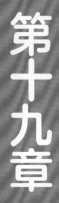

第十九章

食物进错门、吃东西呛住了

噎呛

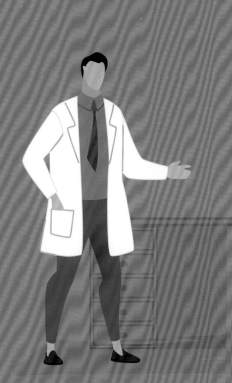

认识噎呛

我们每天重复的吞咽动作，看似简单，实则是需要大脑及多种神经、肌肉等一系列生理结构协调的过程。每个人的食管和气管是一前一后在颈部并行的，咽喉是食物和空气的共同通路，那么如何保证食物进入食管，空气进入气管呢？在口腔内，舌头根部的后方，喉腔入口的前方，有一个名叫会厌的"控制器"，在中枢神经的指挥下，做"上抬"或"后倾"的动作，使吞咽和呼吸互不影响并有条不紊地进行。当呼吸、说话和唱歌时，"控制器"会厌做"上抬"动作，使空气通过咽喉部进入气管到肺部。当吞咽食物或喝水时，"控制器"会厌做"后倾"动作，盖住喉腔口，使食物通过咽喉进入食管到胃。

当吃饭时说话、大笑，当酒精或药物麻醉支配吞咽的神经系统，"控制器"会厌接受不到正确指令，就无法合理调节，也就无法完美地进行分离气体和食物的任务，导致食物进入气管或卡在狭窄处压迫气管，发生噎食。

噎呛是指进食时食物误入气管或卡在食管的第一个狭窄处压迫呼吸道，引起严重呼吸困难至窒息，是老年人猝死的常见原因之一。

生活中，噎呛是较常见的意外伤害急症之一。人们大多都认为噎呛多发生于 5 岁以下的幼小儿童，但自 20 世纪 70 年代后，大量的资料显示，老年人，尤其是 75 岁以上老年人由于进食不当而导致的噎呛发生率在逐年上升，甚至已经超过婴幼儿噎呛的发生率。一旦发生噎呛，如果老年人不能得到就地及时正确救治，很可能危及生命。

案例：一碗夺命的汤圆

张爷爷，84 岁，患帕金森病多年，思维还算清晰，可运动越来越不协调，最近吃饭时还常常发生呛咳，不过奶奶给予及时拍背后还能缓解。2020 年 3 月新冠疫情肆虐期间，老两口天天窝在家里不敢出门。有一天，张奶奶一大早就起床做早餐，煮了一些两人都爱吃的汤圆。张爷爷一见汤圆就高兴坏了，不由分说地端起来就大口开吃，一会儿工夫，爷爷就被汤圆卡住了，只见张爷爷满脸通红，用手抓着喉咙，不能呼吸，表情痛苦，奶奶尝试着给爷爷用力拍背，可是没有像往常一样解决问题，瞬间张爷爷两手乱抓，两眼发直，面色青紫，倒在地上。情急之下，奶奶用筷子伸入张爷爷喉咙口去抠，本来喉咙口还看见一点白色的汤圆反倒被筷子推下去了，奶奶哭喊着呼叫隔壁邻居来帮忙，邻居来了后拨打了120急救电话，急救人员10分钟后赶到家里，发现老人呼吸心跳已经停止，立即给予现场心肺复苏等一系列抢救措施，仍然无力回天，张爷爷酷爱的汤圆成为他的最后一口食物。

案例解析：很显然，案例中张爷爷就是发生噎呛后，没有给予正确、及时的处理，导致了窒息死亡。当有人出现噎呛时，周围的人应先判断，在确定是呼吸道异物梗阻后，应该呼救并第一时间拨打急救电话，并正确、及时应用海姆立克急救法，最后将患者送往医院继续治疗。案例中，张奶奶除了不会科学的海姆立克急救法现场急救外，还有以下几点错误处理：①过晚呼救，应在第一时间寻求帮助，并拨打急救电话；②汤圆完全阻塞呼吸道，导致张爷爷不能呼吸，拍背易造成异物下滑，加重窒息，不应拍打背部；③不应用筷子捅，同样也会导致汤圆下滑，会加重窒息。

诱发噎呛的因素有哪些？

诱发噎呛的因素比较复杂，下面是常见的一些诱发因素：

第一，年龄因素。

老年人随着年龄增加，支配咽喉食管黏膜和肌肉的神经反应性降低，参与吞咽的肌肉及黏膜反应和协调性降低，它们之间的配合不那么顺畅了，有时食管的肌肉收缩和舒张迟钝无力，踩不到点，食物下咽困难；有时它的邻居——喉管的大门来不及及时关闭，也就是"控制器"会厌尚未"后倾"，未及时盖住气管，食物误入气管，原本很简单的吞咽动作变得有些困难了，老年人的噎呛就这样发生了。在同等条件下，年龄越大，发生噎呛的概率就越高，因此，老年人噎呛是一个值得高度关注的健康问题。

第二，疾病因素。

脑卒中和痴呆的老人进食、吞咽不顺畅，噎呛的发生率最高；慢性阻塞性肺疾病老人噎呛发生率较高；喘息、咳嗽、多痰均有可能增加噎呛的风险。

第三，食物因素。

干涩食物如煮鸡蛋、馒头等，不方便充分咀嚼；黏性较强的食物如汤圆、粽子等，吞咽时均易引起哽噎；对于有明显吞咽功能受损（如中风）的老人而言，汤汤水水类流质食物又极易被误吸入气管引起呛咳甚至窒息。

第四，进食时注意力下降。

患有睡眠障碍、神志模糊、谵妄、痴呆、视力下降等疾病的老年人，容易出现注意力下降，影响进食，较易出现噎呛。

第五，进食体位因素。

年老或行动不便者，平卧于床上进食，食管处于水平位，若进食干燥食物如馒头、煮鸡蛋，或黏性食物如汤圆、粽子，吞服时，食物受重力作用方向改变，易黏附在食管引起梗阻。

第六，照顾者因素。

一些照顾者不知道最基本的防噎呛常识或存在错误概念，甚至不负责任，照顾质量低下，比如催促威逼老年人快速吞咽、强迫喂食等均可增加噎呛的发生概率。

第七，进食习惯不好。

狼吞虎咽、边进食边说话、一心二用、饮酒过量、精神疲惫时进食等不良习惯，均会增加噎呛的风险。

噎呛的征兆与表现

如果老人有发生噎食的高危因素，最近吃饭时时常出现咳嗽，喝水也时有呛咳发生等异常情况，就是噎呛的征兆，要高度警惕。

任何人在进食时，如果突然出现发声困难、口唇发绀（面色酱紫）、呼吸骤停，无任何原因的意识丧失，都应该考虑是否发生了气管异物阻塞。老年人噎呛可造成气管的部分或完全阻塞，主要分为不完全性气管异物梗阻和完全性气管异物梗阻。

先说不完全性气管异物梗阻。

当气管部分被异物阻塞时，老年人尚可进行呼吸运动，而且神志清醒。但会出现不同程度的咳嗽，呼吸困难，呼吸急促，而且张口吸气时有气体冲击异物而发出高调的杂音，老年人面色呈苍白或者发绀的状态。

再说完全性气管异物梗阻。

当呼吸通道被完全阻塞时，老年人不能呼吸，说话极度困难或不能说话，不能咳嗽，甚至连发声都很困难，面色灰暗，口唇发绀，甚至全身发绀，并出现窒息一样的痛苦表情，且老年人常常会不由自主地将单手或双手呈"V"字状紧贴于颈部，以示痛苦和求救，这也成为气管异物梗阻的典型特征，被称为"海姆立克征象"，此时应立即对其进行就地抢救。老年人可能在极短的时间内出现昏迷倒地、肢体抽搐、意识知觉丧失、心跳停止。

噎呛与吸入性肺炎

噎呛发生后食物进入了它不该去的地方，导致吸入性肺炎的发生。吸入性肺炎系指固体或液体意外地随呼吸被吸入气管、支气管，而这些肺部的异常"外来分子"含有大量的细菌病毒，或作为异物存留在肺部，引起肺部组织的损伤及排斥反应，通俗地讲就是发炎。因为是误吸导致的肺部炎症，所以命名为吸入性肺炎。

吸入性肺炎喜欢缠上老年人：因为人老了，反应自然就慢了，当然吞咽、咳嗽这些反射也开始变慢。食物进入喉部邻近区域时，喉咙把关不严，食物容易被吸入肺部，一旦进入肺部后没把好第二道关，不能快速有力地将它们咳出。这种情况搁在合并中风、痴呆的老人身上就更常见了。可偏偏这些疾病又大多专挑老年朋友，所以，但凡提到吸入性肺炎，就不得不提醒广大的老年朋友要从多个方面保护好自己。

　　如果吸入性肺炎处理不及时，在影响呼吸功能导致呼吸衰竭的同时，会殃及心脏，出现急性左心衰竭，严重者可致心跳、呼吸骤停。所以预防噎呛和应急抢救非常重要。

 ### 案例："感冒"替张奶奶的肺炎"背了黑锅"

　　　　张奶奶，88岁，今年身体越来越差，患有冠心病、食管溃疡、浅表性胃炎等疾病，平时吃饭喝水常常有点呛咳，家人认为老人呛咳是平常事，除了总是提醒奶奶慢点喝水，也没引起重视。2021年1月3日因咳嗽伴发热2天，家人自购感冒药给予口服，咳嗽、发热等症状却日渐加重，精神越来越差。家属只好将她送到医院住院治疗，入院后经过详细询问病史，结合胸部X线片结果以及吞咽功能评估，诊断为"吸入性肺炎"。

　　案例解析：张奶奶其实根本不是感冒，而是由于吞咽功能障碍，少量食物吸入气管而导致的肺部感染，也就是"吸入性肺炎"。住院期间医院按照肺炎常规治疗的同时，指导家属做正确的饮食护理，并配合康复治疗师给予吞咽功能训练，张奶奶才得以顺利康复出院。

学会简单评估老年人吞咽功能

　　老年人发生噎呛与其吞咽功能减退密切相关，因此，对老年人进行正确的吞咽功能评估，可以有效地预防噎呛的发生，其中最简单易行的是洼田饮水试验。

　　洼田饮水试验是日本学者洼田俊夫提出的评定吞咽障碍的试验方法，是通过评价试验时相关指标变化来判断老人吞咽功能，从而指导合理喂食的方法。

具体的试验方法是：老人端坐，试验前先给老人喝小半口温水（半矿泉水瓶盖），有呛咳则停止试验；如果无呛咳，继续试验，让老人一次性喝下30毫升温开水（约5矿泉水瓶盖），观察所需时间和呛咳情况。

以下是结果评定的标准：

① 5秒之内能顺利地一次将水咽下且无呛咳：为正常，完全可以通过口腔进食。

② 5秒以上一次将水咽下或分二次以上咽下，无呛咳：为可疑，可以口腔进食吞咽食物，但需要临床观察和指导，预防噎呛。

③ 有呛咳甚至频繁呛咳：为异常，口腔进食有较大的风险，需到医院康复科进一步检查。

在这里要提醒的是，在做洼田饮水试验时要注意几点：检查者做饮水试验时，不要告诉老人，以免紧张，影响试验分级；另外测试者给老人喂水时，计量要准确，并根据老人平时呛咳的情况决定喝水的方法，以免给老人造成不适感或引起不必要的误吸。

预防噎呛要多管齐下

由于噎呛诱发因素复杂多样，因此预防噎呛也要多管齐下，具体有以下这些：

其一，选择合适的食物（四免一少）。

免硬：如鱼刺、骨头等。

免黏：如年糕等黏性较强的食物。

免过冷或过热。

免过量饮酒。

少吃颗粒状食物。

对于吞咽困难的老年人，给予半流质食物，必要时可使用胃管；对偶有呛咳的老年人，合理调整饮食的种类，以细、碎、软为原则，温度适宜（图19.1）。

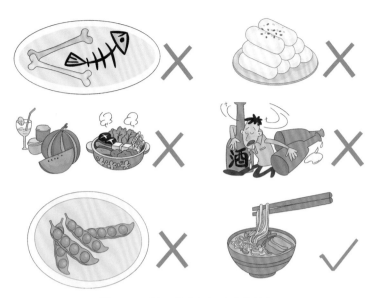

图19.1　吞咽困难老年人食物选择

其二，进食方法得当。

给老人喂饭时，要和蔼可亲、不急不躁，动作要轻；每勺饭量不要太多，速度不宜太快，要给老年人充足的时间进行咀嚼和吞咽，不要催促老年人；对一些口唇不能紧闭、颊肌收缩无力的老年人，将调拌后的食物直接放入舌根附近，等待咽下后再喂下一口。鼓励老年人进食要细嚼慢咽，出现恶心、呕吐、频繁呛咳反应时，要暂停进食。老年人进餐时，注意力要集中，进食过程中尽量减少与之交谈，不要边看电视边进餐。

其三，保持正确的进食体位。

老年人进食时，尽量采取坐位、上身前倾15°（图19.2）；长期卧床无力坐起者，可将床头抬高至60°；进餐前先活动咽喉部（即低头和慢慢地最大幅度仰头10～15次，或用手轻轻地按摩咽喉部5～10分钟），再喂食，且进食以后至少等半小时再放低床头。

其四，进行口部肌肉训练。

吃东西所用的肌肉与说话所用的肌肉是一样的，照顾者可以学习以下肌肉训练方法，指导老人自己做，或帮助老人训练。

面部肌肉训练：皱眉、鼓腮、露齿、吹哨、呲牙、张口、砸唇等。

舌肌运动：伸舌，使舌尖在口腔内左右用力顶两颊部，并沿口腔前庭沟做环转运动。

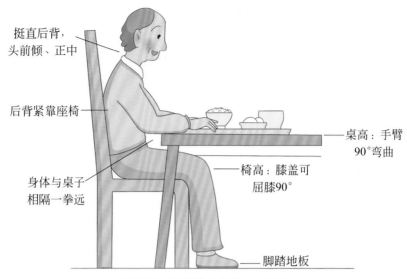

图19.2　正确进食体位——坐位

挺直后背，头前倾、正中

后背紧靠座椅

身体与桌子相隔一拳远

桌高：手臂90°弯曲

椅高：膝盖可屈膝90°

脚踏地板

软腭训练：张口后用压舌板压舌，用棉签于软腭上做快速摩擦，以刺激软腭，并嘱老人发"啊""喔"声，使软腭上抬，利于吞咽。

吞咽功能康复：对有吞咽功能障碍的老人，进行吞咽功能锻炼或冰棉签棒刺激。

噎呛发生时的正确处理

万一不幸噎呛发生了该怎么办呢？现场急救成功的关键就在于：快速识别，就地抢救，争分夺秒，方法正确，措施得当。

首先，快速识别很重要。

一旦噎呛发生，快速正确的判断能提高救治的成功率，现实中通常会将气管异物梗阻误判为心脏疾病的发作。施救者应立即询问："您被噎到吗？""您需要帮助吗？"如果老年人点头表示确认，那么施救者需要立即进行施救，有时候也可以通过老年人是否做出海姆立克征象的"V"字状手势来进行初步判断。同时，应识别老年人发生气管异物梗阻的严重程度，是轻微的不完全性气管梗阻，还是严重的完全性气管梗阻，不同程度的气管梗阻急救方式也有所不同。

那么如何快速判断是否发生了噎呛呢？给大家总结为"一二三法"，即"一看二问三听"。

一看：面色、眼部潮红或苍白，大汗淋漓，重者嘴唇和指甲发青；呼吸困难，表情痛苦，烦躁不安，常用手捂住颈部或手乱抓，两眼发直。严重者出现"三凹征"（胸骨上窝、锁骨上窝、肋间隙），甚至心跳、呼吸停止，倒在地上。

> **总结：**
>
> 面色潮红苍白青；
>
> 恐惧表情手捂颈；
>
> 呼吸困难三凹征；
>
> 重者倒地心跳停。

二问：问是否噎住了，患者不能说话、欲说无声，但能点头。

三听：听见进食时剧烈呛咳、咳嗽间歇有喘鸣音。

接下来就是紧急处理。

应根据气管梗阻的严重程度，就地进行紧急处理，切不可一味地等急救人员而耽误最佳抢救时机。

如果老年人尚能呼吸、说话或咳嗽，表明气管梗阻不完全，可以鼓励老年人自主呼吸并用力咳嗽，以期将异物咳出；若老年人无法配合，则立即实施海姆立克急救法。

当老年人出现严重的气管阻塞症状，如不能说话、不能呼吸、不能咳嗽、发声困难，面色青紫、口唇发绀，甚至全身发绀，并出现窒息样痛苦表情时，则发生了完全性气管异物梗阻，此时应立即对其进行海姆立克急救法。老年人可能在极短的时间内出现昏迷、倒地、肢体抽搐，意识、知觉丧失，呼吸、心跳停止。发生了心跳、呼吸骤停的老年人必须立即就地进行心肺复苏。

学习噎食后的海姆立克急救法

发生噎食时，切忌盲目对老年人进行拍背，防止异物进入气管更深的部位！下面我们就来学习噎食后的海姆立克急救法。根据不同的人群和患者的病情不同可以灵活地采取不同的方法。

噎食的紧急处理与自救

第一种方法，立位腹部冲击法。

当老年人处于清醒配合状态，施救者体型较噎食老年人大时，可采用立位腹部冲击法进行施救。施救者站立在老年人背后，一腿置于老人两腿之间，呈弓步，双手从老年人腋下穿过，双臂环抱其腰部，老年人稍向前弯腰，双脚分开，头略低，口张开。一手握拳，拇指侧拳心置于老年人腹部肚脐与剑突之间（脐上两横指处），另一手包住握拳手，快速用力向上、向内挤压老年人腹部，约每秒挤压一次，直至排出异物。

第二种方法，卧位腹部冲击法。

当老年人虚弱无法站立或昏迷，施救者体型较噎食老年人小时，可采用卧位腹部冲击法进行施救。调整老年人取仰卧位，头偏向一侧，清除老年人口腔中的异物，施救者面对老年人，骑跨在老人的髋部，双手掌心向下，掌根重叠置于老年人肚脐与剑突之间，指尖翘起，用身体的力量，双手合力向下、向前快速冲击压迫老人的腹部五次，检查老年人口腔有无异物被冲出，若有，及时取出，若无，重复上述操作，直至异物排出。

第三种方法，立位胸部冲击法。

当老年人处于清醒配合状态，体型肥胖，施救者体型较老年人大时，可采用立位胸部冲击法急救。施救者站在老年人背后，双臂环绕在患者腋窝下，双手扣于胸部，老年人稍弯腰，双脚分开，头部前倾，张口，手法同立位腹部冲击法，但作用点为老年人胸部（老年人两乳头连线中点处）。施救者双手快速向内向上冲击，直至异物排出。

第四种方法，自救方法。

当老年人发生气管异物梗阻，周围又没有可以求救的对象时，如何"自救"也很重要。一定不要惊慌失措，保持冷静，判断自己气管梗阻的程度：如果尚能呼吸和发声，尽量放慢呼吸节奏，并尽可能发出声响求救，或拨打急救电话，也可进行自救；如果完全不能呼吸和发声，应立即进行自救。通常自救的方式有两种：

方式一，是最简易的方法：找到椅背、栏杆、桌边或宽一点的窗台等，将上腹抵压在上述坚硬处，连续弯腰挤压、冲击上腹部，直至异物排出。

方式二，假如现场没有这些可以抵压腹部的硬处，也可以用自己的拳头，先弯腰、低头、张口，双手交叠握拳置于肚脐与剑突之间（脐上两横指处），用力冲击上腹部，直到异物排出。

窒息解除后的正确处理

在清醒的情况下家属应给予老人心理安慰，避免过度的焦虑和紧张；定时给老人变换体位、叩背，协助老人咳出气管内的残留食物及分泌物，根据情况将老年人送入医疗机构，进行下一步的病情观察和后续处理。康复后老人及其照护者需从进食方法、选择食物等多方面进行有效预防，防止再次发生噎呛。

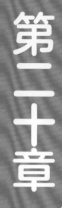

第二十章

用药不当风险大

不适当用药

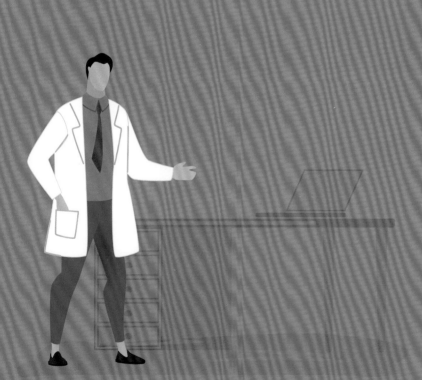

老年人服药六大安全隐患

药物犹如一把双刃剑，在治病的同时，如果用药不当，它也会给机体带来一些副作用，尤其是老年人，存在许多安全隐患，具体归纳为以下六个方面：

其一，服药种类多。

老年人由于各个组织器官走下坡路，易导致多种慢性疾病缠身，治疗过程漫长，服药种类日渐增多。

其二，用法用量记不清。

面对复杂冗长的说明书和药品名称，老年人看不懂、记不住。可能出现随意加减剂量，餐前餐后搞混淆，漏服等不规范行为。从而影响治疗效果，并发药物副反应甚至中毒。

其三，药物来路不正规。

多数的老年人不知晓自己的病情，迷信偏方、秘方、广告，不在正规渠道买药。

其四，缺乏对药物不良反应的认识。

有的老年人缺乏对不良反应的认识和了解，直接影响了服药安全。

其五，依赖保健品。

错把保健品当药品。不少的老年人认为保健品可以治疗疾病，不知道保健品也是有适应证的。滥用可能打乱体内的平衡、加重身体的负担。

其六，误把吃药当福利。

有的老人经济基础好，同时认为"药多不坏身"，多吃点对身体应该有好处。

老年人用药值得关注的三大问题

老年人是一个特殊的群体，源于其生理和心理特性有别于青壮年，这就提醒我们，老年人用药应重点关注以下三个方面：

其一是用药知识缺乏。

由于老年人对药物知识缺乏，误将药物副作用和药源性疾病当作新发疾病，而加服药物，使毒副作用加重；家中藏药较多，缺乏药物保存及变质识别的相关知识，服用变质、失效的药物增加毒副作用；根据经验自行服药，致药物搭配不合理；分不清楚药物的多个名称，致重复服药；因此应重点加强老年人群的用药管理和知识宣教。

其二是器官功能减退。

由于老年人肝肾功能减退，药物代谢减慢，容易导致药物蓄积，因此，老年人用药剂量要相对小。一般 60 岁以上老年人从成人剂量的一半开始，再慢慢酌情增加或遵医嘱服药；其次，老年人尽量避免自行增减药物剂量或更换药物，以免产生不良反应。

其三是病多、用药多。

老年人常多病共存。随之而来的是，这个病这个专科医师开些药，那个病那个专科医师开些药；昨天开一些药，今天不舒服又开新药，日积月累需要吃的药也越来越多，多种药物同时使用，由药物相互作用导致药物不良反应的概率增加。所以，尽量避免多种药物同时使用，非用不可，宜尽量做到保持一定的时间间隔分开使用。

这些数字为老年人不合理用药敲响警钟

合理用药是指安全、有效、适当和经济地使用药物。有调查显示：老年人药物消耗占总药物消耗的三成～四成，成为药物的主要消耗者。老人药物不良反应发生率比成年人高 2 ～ 3 倍，且 5% ～ 30% 老年人入院是药物不良反应所致。药物是一把双刃剑，用得好可以治病，用得不好则致病。因此，药物必须以恰当的方法、适当的剂量、准确的时间使用，才能达到期望的治疗效果。

老年人药箱要定期"盘存""减负"

病多药多是老年人的特点，今天头痛请张医生开点药，明天头晕让李医生开点药，自然老人药箱越来越挤（图20.1），甚至出现过期现象，存在很大的安全隐患。过期药品属于有害垃圾，不能服用。因此，老人自己及家人要定期清理，适时盘存。

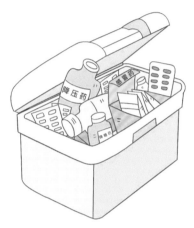

图20.1　多而乱的老年人药箱

 案例：王大爷摔倒，医生却给他的药箱做了"手术"

今年79岁的王大爷，身患糖尿病、糖尿病肾病、高脂血症、高血压、冠心病和前列腺肥大，多种疾病缠身致生活质量较低，常常情绪低落，总是怀疑医师诊疗有误。辗转多家医院、多个专科医师看病，结果是一天加起来要吃15种药，总共多达39片。春节前，王大爷因为头晕目眩而摔倒住进了医院，医师分析王大爷是因为吃药种类、数量太多而引发的直立性低血压，果断帮老人停掉了8种非必要的药物，并调整了药物剂量，调整几天就出院了。

案例解析：这位老人多病共存，需要吃多种药物来控制每一个疾病的症状。而王大爷看病没有固定一个医生，每次就诊医师没有从老人身体的全局来考虑问题，碰巧几种药物都有扩张血管的作用，老人同时服用，几种药物作用叠加，因此造成药源性的直立性低血压。为避免出现这样的情况，建议老人固定一名老年专科医师或全科医师看病，不要经常换医院或者换医生。

老年人小心药多伤身

多重用药是指一人同时使用 5 种以上的药物或使用比治疗需要更多的药物，其中有不需要和不必要的用药，导致身体不能耐受，主要见于老年人。老人常把多重用药引起的不良反应误认为是一个新的医疗问题，又用另一种药物来治疗，而新的药物也可能引起新的不良反应，如此形成恶性循环。该停的药未停，形成"处方瀑布，药多病重"的现象。

所以，老人及家属应主动避免多重用药。医师、本人及照顾者，都要清楚地掌握老人的用药情况；建议固定一个医师看病，这样医师会对老人的疾病和用药情况更熟悉，便于全方位考虑治疗方案；同时，老年人到医院就诊时，应将近期服用的所有药物带给医师，让医师进行全面的评估，根据病情选择必须要用的药物；病情复杂的老人，可以在门诊申请多学科会诊，这样多个专科的医师可以坐在一起讨论用药方案，避免各个专科各自用药，无人统筹而导致不适当用药。

认识五花八门的药物不良反应表现

除了尽量避免多重用药外，老年人自己也要知晓五花八门的药物不良反应表现，及时发现，及时处理。

老年人药物不良反应的临床表现多种多样，可以快速发生，也可能悄无声息地慢慢发生。常见的有精神差、精神错乱、跌倒、晕厥、尿失禁、大便失禁、便秘、不能活动等老年综合征表现，往往见于高龄、体弱老年人，与老年病的常见症状很相似，很容易误诊漏诊。如血管扩张药、抗抑郁药、利尿药易引起跌倒；抗胆碱能药、抗抑郁药、抗帕金森病药、糖皮质激素等易导致精神错乱；导泻剂、抗生素及铁剂易引起腹泻等。

 ## 案例：催眠药的不合理使用导致跌倒

> 87岁的赵奶奶，思维清晰，拄着拐杖能自由散步，每天打1小时麻将，除了睡眠比较差，身板看上去还算硬朗。近两天突然急转直下，语言混乱，在自己家里找不到厕所，家属感觉不对劲，遂将其送到医院就诊，医师仔细询问病史，才得知五天前老人在夜间上厕所时有一次跌倒，当时没有发现外伤，家属也没太在意。医师立即给予头部CT检查，发现有"硬膜外血肿"，医师诊断此时的谵妄为"硬膜外血肿"导致，当即急诊做了血肿引流手术，及时拆除了这个暗藏的隐形炸弹，老人很快就神志恢复正常了。为了找到跌倒原因，医师再次仔细了解病史，得知老人长期失眠，每天自行服用几种助眠的药物（苯二氮䓬类短效制剂和非苯二氮䓬类长效制剂），并且剂量还不小，推测是服用催眠药的副作用所致的跌倒，及时调整并减少了药物剂量，告知一些防跌倒的注意事项后康复出院。

案例解析： 老人因神志改变而就诊，询问病史发现有跌倒史，检查发现"硬膜外血肿"，才诊断了谵妄。跌倒主要是因为催眠药不合理使用所致，老人跌倒后，当时没有发生急性脑出血，而是不知不觉地慢性渗血，随着时间推移，致积血越来越多，才出现血肿压迫脑组织而出现的一系列症状。因此，老人跌倒后一定不要大意，需要全面检查仔细观察，避免潜在风险。

老年人服药有讲究

为了达到最佳治疗效果，将不良反应降至最低，老年人服用口服药也颇有一些讲究，在这里给大家总结几点要注意的地方：

首先要注意不同疾病药物的用药时间不同。

人体有生物钟，活动有一定规律，即周期节律性。正常人体温、心率、呼吸、血压、激素分泌等所呈现的昼夜节律性变化，都与此有关。如能熟练掌握此规律，正确地因时给药，则可收到事半功倍之效。现介绍一些常用药物的最佳给药时间。

一是抗高血压药。

根据在体内起作用及代谢的快慢将抗高血压药分为长效、中效和短效，不同的类型服药时间不同。原则是要在人体血压峰值前药物刚好起作用。正常人血压夜间下降，白昼上升。正常的血压节律是勺形的，一般两个波峰出现在清晨 6～8 时和下午 4～6 时，但存在个体差异，尤其是部分高血压患者可能会有节律紊乱。所以通常我们推荐早晨醒来第一时间服用晨间抗高血压药，利于血压的控制。对于那些失去正常节律的高血压患者，夜间血压不低反高，抗高血压药可以睡前给药。所以，高血压的病友可建议先做动态血压监测，了解自己的血压节律，便于确定给药的时机和剂型，并养成日常自我监测血压的好习惯。

> 总结：
>
> 降压药品不少，就分长中短效；
>
> 每天遵医嘱服，千万不乱服药；
>
> 长效每天一次，服药选在清早；
>
> 短效每日三次，千万不要忘了；
>
> 中效一般两次，早晚各一就好。

二是降血糖药。

清晨空腹服：罗格列酮、吡格列酮。

餐前半小时服：格列本脲（优降糖）、格列吡嗪、格列齐特（达美康）、格列喹酮（糖适平）、格列美脲（亚莫利）。

餐前 5 ~ 20 分钟服：瑞格列奈、那格列奈。

餐时或第一口饭时嚼碎吞服：阿卡波糖。

进餐后服：以二甲双胍为代表的双胍类。

> 总结：
>
> 糖尿病服降糖药，餐前中后莫混淆；
>
> 时间剂量要精准，进餐准时很重要；
>
> 服用方法有套路，有的吞服有的嚼。

三是胃药。

饭前服：多潘立酮、莫沙必利。

饭后服：铝碳酸镁。

饭间服：硫糖铝。

早晚各服一次：奥美拉唑、兰索拉唑。

四是中药汤剂。

中药汤剂一般都宜温服。发散发寒药最好热服，滋补药宜饭前服，驱虫药和泻药大多空腹服，镇静催眠药睡前服，健胃药和刺激性较大的药宜饭后服用，其他药宜饭前服。

五是强心药。

心脏病老人对地高辛和去乙酰毛花苷（西地兰）等洋地黄类药物，在凌晨时最为敏感，此时药物作用比其他时间约高 40 倍。

六是抗哮喘药。

如氨茶碱宜在早上 7 时左右服用，效果最佳。

七是抗过敏药。

如赛庚啶于早上 7 时左右服用，能使药效维持 15 ~ 17 小时，而晚上 7 时服用，只能维持 6 ~ 8 小时。

八是激素类药。

上午 7 时一次性给药疗效最好。

其次是睡前服药需注意。

有些老人临睡前服用四环素、吲哚美辛（消炎痛）、泼尼松与氨茶碱、复方磺胺甲噁唑（复方新诺明）、硫酸亚铁等西药后便因胸腹部剧烈疼痛而苏醒。另有些老人晚间服用六神丸等中成药，也可能会产生毒副作用，如食管局部溃疡。原因是，服药时干吞药片、药丸，或饮水太少，加之服后立即卧床，唾液分泌和吞咽能力均显著降低，这样药物极易黏附于食管内，或停留在食管狭窄处，以致局部溶解，造成黏膜损害。所以，老年人尽量避免选择不必要的睡前服药。

最后是要了解正确的服药姿势。

卧床老人最好采用坐式，以 60 毫升温开水送服。一般老人服用药片，应至少饮用 100 毫升温开水，并保持站立姿势 15 分钟，以获得最佳效果。心绞痛老人发作时，应立即取 1 粒硝酸甘油片放在舌下含化，同时，将身体紧靠在椅子或沙发上，2 ~ 5 分钟后即可奏效。

不合理用药行为要纠正

用药过程中，虽然大多数的老人会遵医嘱用药，但也有一定比例的老人存在以下情况：

自行在药店购药；

用药过多，重复用药；

改变服药时间；

间隔或漏服药物；

不遵医嘱随意增、减药量；

停药太快或擅自停药；

无指征滥用抗菌药物；

合并使用处方药与非处方药；

服用过期药物等。

以上这些不合理用药现象存在较大的安全隐患，请老年朋友及时纠正。

错误的用药心理要去除

在现实生活中，很多老年人会有许多错误的用药心理，比如：

盲目自信。

老年人自认为久病成良医，常自作主张，不医自药。也有的单凭药品说明书用药，经常不按医嘱用药或病情好转就自作主张停药。

仿效用药。

听说别人用某种药物效果好，就要求医生开具或自行购买这种药物服用，而不知道即使是同一种疾病其治疗用药方案也是不同的，要因人而异。

依赖药物。

有些老年人治病单纯依靠药物，药不离身，甚至觉得服药比饮食还重要，有的不断调换药物，用了新的药又舍不得停服原来的，药越吃越多。滥用补药、中药，认为补药、中药无毒、无副作用，可以有病治病、无病防病。

药到病除。

认为价钱贵或进口药就是好药，见效快；甚至相信广告上的"速效药""特效药"。

提高老人服药依从性有技巧

保证老年人遵医嘱正确服药，也就是提高服药依从性，是一个需要多方协同努力的过程，牵涉到老人自己、家属或照顾者、医务人员等多方人员。他们各自扮演着不同的角色。

首先，医师负责简化用药方案。

减少服药品种，适当使用非药物治疗方法，避免使用副作用较大的药物。

其次，儿女帮忙列出用药一览表。

将药物的化学名称、通用名、用药理由、剂量、时间及用药期限等列表梳理，一目了然。老年人每次就诊将所用药物和用药一览表带给医师查看和更新。

再次，借助一周药盒、服药日历等用药提示系统。

如一周药盒有 7 个小格子，分别标上周一、周二……周日，将一周七天的药物摆放其中，一天服一格，可避免漏服或重服。

然后，老年人自己主动接受用药知识宣教。

请相关专业人员介绍用药目的、理由、使用方法及可能的不良反应，积极主动地接受药物治疗相关知识。

最后，家人和照护者协助管理药物。

不能让有认知功能障碍的老年人自行服药，需要家人或照顾者的帮助。

中药用法不科学也有副作用

科学使用中药对一些慢性病有独特疗效已经成为共识，这也导致少数不法分子利用老年人偏爱中药而采取多种手段欺骗老年人。医院常常遇到这类老年人，他们认为中药无毒且治本，迷信中药，生病只信中药，甚至不选择正规中医院和中医医师，自行使用中药或找所谓的祖传中医。这种极端观点和错误做法可能延误病情。就成分而言，中药分植物药、动物药、矿物药，尽管是原生态的物质，没有经过化学合成，但中药的显效也是通过这些物质中的化学成分起作用的，在人体的代谢途径多为肝肾代谢，掌握不好也存在毒性问题。所以，选择正规中医的专业医师，遵医嘱科学使用中药治疗非常重要。严格按照医师的剂量与方法服用，用药过程中常规观察不适症状，有任何异常及时找医师。

 案例：滥用中药的曾阿姨，好险！

曾阿姨，61 岁，最近几个月乏力精神差，下肢轻度水肿，情绪低落，到医院检查诊断为"甲状腺功能减低"，医师给予小剂量甲状腺素片口服。不久，她听一起跳广场舞的姐妹说，激素副作用大，中药副作用小，并介绍了一位外地所谓的祖传秘方包治百病的"老中医"。这老中医一见面就打包票说没问题。曾阿姨听信了这个老中医的建议，并在其诊所买了十副中药，严格按其要求自己动手熬制起来。有意思的是，她家的宠物狗平常看到主人吃东西都会馋嘴，此次曾阿姨为了博爱狗开心，特意剩下一些自己吃的中药给狗狗尝味，不料狗狗吃了几分钟后就开始出现呕吐症状，从此一看到主人喝药就跑得远远的。曾阿姨并没在意，继续服药，三天后出现了食欲下降、精神变差、难以入睡等现象，电话询问老中医，回复说"有反应说明治疗有效果"，叮嘱她继续煎服。曾阿姨又坚持服药三天，这时候她已经感觉全身都不对劲了，躺在床上不想动弹。出差回家的老公见状，马上将她送到了医院，检查发现转氨酶高出正常值近10倍，诊断为药物性肝损伤，立即给予护肝治疗，经近一个月才逐渐恢复正常。

案例解析：因为错误使用药物而导致肝功能衰竭、肾功能衰竭的病例时有发生。案例中的曾阿姨找的医师就是没有执业资格的"土中医"，如果没有得到及时诊治，后果不堪设想。老年人切记不要随意到没有注册的非正规诊所购买自制的药物，其成分和制作流程不详，极易导致出现药物不良反应。

不要迷信保健品

生活条件改善了，人们开始关注健康保健。一些老年人很在意身体健康与长寿，热衷保健品的消费。铺天盖地的广告也在推波助澜，夸大功效吸引老年人消费。的确，保健品在一定程度上改善人体的机能，适当消费无可厚非，但要避免踏入"迷信保健品"的深坑。保健品不是灵丹妙药，需要科学选择，理性消费，否则赔钱又伤身。

案例：让老人不设防的促销骗局

2021年3月，央视曝光免费领鸡蛋骗局。骗子用"免费发鸡蛋"吸引中老年人，得到老人联系方式，拉进微信群，不断宣传产品，骗子对老人嘘寒问暖，还会每月返钱吸引老人再拉人购买。让老年人免费领鸡蛋，这已经是流行了近十年的骗局，但是有些中老年人对产品功效深信不疑，甚至停掉一直服用的药物。例如，重庆有位82岁的刘婆婆为了领取免费的鸡蛋，天天去保健品商店听课。后来花五千块钱买了保健品，相信了胶囊、奶粉可"治百病""防癌症""有病治病，没病防病"……可没吃几天就感觉身体不适，于是她把保健品退给了商店。可保健品商店拖了几个月都不还钱，最后溜之大吉。刘婆婆大病一场，在医院住了二十天。记者知晓后，追踪干预无果，骗子消失不见。

保健食品，该吃才吃

人体健康是一个复杂的系统工程，营养素的过多和不足都不行。人体需要的绝大部分营养素能够从日常食物中直接摄取，只有当人体需要的营养素难以通过正常的膳食摄取时才需要特殊补充。保健品适合特殊需要的人群，比如老年人年纪大了，骨骼肌强度和功能下降，加上胃肠道不给力，或因生活方式不健康，导致维生素、无机盐获取不足，容易出现各种微量营养素缺乏，如缺钙、维生素A、维生素D等。这时候可以在医师的指导下，选择吃一点合适的保健品来增强细胞活力，从而提高机体免疫力，预防疾病发生。但是如果机体正常，饮食正常，则不必迷信保健品，否则得不偿失。

如何选对保健品？

保健品多了，消费者迷惑了。我们该吃什么？我们该补什么？我们该如何选择适合自己身体的保健品呢？

首先，要明确需要调补的性质。

人体有五脏六腑，一般调补宜以五脏为主，主要应根据各脏器的生理功能进行调补，例如肺脏就要选补气与补阴两类。

同时，要注意调补的季节和时间。

俗话说"三九补一冬，来年无病痛，今年冬令补，明年三伏虎"，这说明进补选好时间与季节是有一定道理的。

另外，要根据性别、年龄及职业的不同选择调补。

一般来说，妇女以血为本，调补以补血为主；男性调补重在健脾益肾；脑力劳动者心血易耗，调补宜养心益脑；体力劳动者易耗气伤阴，宜气阴双补。老年人还可以适度选择具有增强免疫力的保健品及调理胃肠功能的益生菌类保健品等。前提是必须选择国食"健"字号，如果是需长期服药的老年人，最好将自己的身体状况和用药情况告诉医师或营养师，以获得更具体的营养素补充建议。

最后，要按剂量补充。

对于钙、维生素等营养补充剂，老年人需要在医师的指导下按剂量补充。

参考文献

[1] Madisch A, Andresen V, Enck P, et al. The diagnosis and treatment of functional dyspepsia[J]. Deutsches Ärzteblatt International, 2018, 115(13): 222.

[2] Tack J, Carbone F. Functional dyspepsia and gastroparesis[J]. Current opinion in gastroenterology, 2017, 33 (6):446-454.

[3] 中华医学会老年医学分会老年消化学组 . 消化酶制剂在老年人消化不良中应用中国专家共识 (2018)[J]. 中华老年医学杂志，2018, 37 (6): 605-611.

[4] 李元文，李楠 . 皮肤瘙痒症中医治疗专家共识 [J]. 中国中西医结合皮肤性病学杂志，2017, 16(2): 189-190.

[5] 王宏伟，张洁尘 . 老年皮肤瘙痒症诊断与治疗专家共识 [J]. 中国皮肤性病学杂志，2018,32 (11):1233-1237.

[6] 古玉杰，王天宇，杨佃会 . 近十年中医外治法治疗老年性皮肤瘙痒症研究述评 [J]. 河南中医，2021,41(9):1453-1458.

[7] 陈师，高静，柏丁兮，等 . 中国老年性皮肤瘙痒症患病率的 Meta 分析 [J]. 中国循证医学杂志，2020,20 (5):562-567.

[8] 李娜，余明莲，袁越，等 . 老年瘙痒症的护理研究进展 [J]. 实用皮肤病学杂志，2021,14 (2):107-109.

[9] 夏婕 . 中西医治疗老年性皮肤瘙痒症的研究进展 [J]. 皮肤病与性病，2020,42 (3): 343-344.

[10] 王向南 . 老年皮肤瘙痒症患者中病态行为矫正护理的应用研究 [J]. 名医，2019 (3): 190.

[11] 陈振琼 . 心理及认知行为干预对老年性皮肤瘙痒症的临床价值研究 [J]. 心理月刊，2018 (11): 23.

[12] 梁国裕，罗建平 . 祛风止痒汤内服联合软膏外涂治疗老年性皮肤瘙痒症的效果探讨 [J]. 基层医学论坛，2018, 22 (11): 1530-1531.

[13] 杨彦洁，徐志兰 . 黄尧洲从心论治老年性皮肤瘙痒症经验 [J]. 世界中西医结合杂志，2018, 13 (8): 1065-1067, 1071.

[14] 熊文君，罗小军 . 老年性皮肤瘙痒症的中西医治疗研究进展 [J]. 现代中西医结合杂志，2016, 25 (33):3757-3759, 3762.

[15] 窦娜，李丹，马素慧，等 . 生活习惯与老年皮肤瘙痒症的相关性 [J]. 中国老年学杂志，

2016, 36 (2): 438-440.

[16] 刘清明. 地黄饮子加减治疗老年性皮肤瘙痒症 45 例 [J]. 湖南中医杂志，2010, 26 (2): 85-86.

[17] 黄卫华，韩世荣. 当归饮子加味治疗老年皮肤瘙痒症 100 例 [J]. 陕西中医学院学报，2009, 32 (6): 40-41.

[18] 徐爱琴. 当归六黄汤治疗老年皮肤瘙痒症疗效观察 [J]. 辽宁中医杂志，2005, 32 (9): 921.

[19] 王东. 四物汤加味治疗老年皮肤瘙痒症 100 例 [J]. 中国中医急症，2007,16 (4): 491-492.

[20] 曲绍旭. 消费分层抑或自身因素？老年人保健品消费偏好影响因素的实证分析——来自全国 2786 份调查问卷的证据 [J]. 新疆大学学报 (哲学·人文社会科学版)，2020, 48 (1): 20-30.

[21] 于文洁，郑中玉. 基于消费构建想象的社区——对某老年保健品消费群体及其行为的研究 [J]. 社会学评论，2018, 6 (1): 80-92.

[22] 贾敏敏，孙建萍，杨支兰，等. 养老机构老年人保健品知信行现况及影响因素分析 [J]. 护理学杂志，2018, 33 (20): 78-81.

[23] 张出若. 商品情感化抑或情感商品化——老年人购买保健品"甘愿受骗"的生发逻辑 [D]. 江苏：南京理工大学，2020.

[24] 徐琬莹. 老年人的保健品内隐 / 外显态度对消费行为的影响及其作用机制研究 [D]. 四川：四川师范大学，2020.

[25] 杜沛. 城市老年人保健品消费的实证研究 [D]. 甘肃：兰州大学，2019.

[26] 中华医学会神经病学分会神经心理与行为神经病学学组. 综合医院谵妄诊治中国专家共识 (2021)[J]. 中华老年医学杂志，2021, 40 (10):1226-1233.

[27] 汤铂，王小亭，陈文劲，等. 重症患者谵妄管理专家共识 [J]. 中华内科杂志，2019,58 (2): 108-118.

[28] Marcantonio E R. Delirium in hospitalized older adults[J]. New England Journal of Medicine, 2017, 377 (15): 1456-1466.

[29] 中华医学会老年医学分会. 老年患者术后谵妄防治中国专家共识 [J]. 中华老年医学杂志，2016, 35(12): 1257-1262.

[30] 中国营养学会. 《中国居民膳食指南 (2022)》[M]. 北京：人民卫生出版社，2022.

后 记

春未尽，夏初临，不觉已到花繁叶茂的五月。编写团队通力协作，历时一年多的废寝忘食，字斟句酌，几易其稿，《守护老年健康》终于成书。抚卷在手，欣嗅书香，不由得思绪蹁跹，心潮澎湃。的确，这本书积淀着编写者的心血和汗水，更凝聚着太多人的期许与关怀，其承载之厚重只言片语难以尽述。

"家有一老，如有一宝"，健康的老人是家庭和社会的宝贵财富，理应百般呵护。作为老年医学从业者，在老龄化程度快速加深的当下，如何解决老年人的健康困惑，满足其预防、保健、医疗、护理和心理等需求，有效促进老年朋友的身心健康，不断提升广大老年人的生活质量和幸福指数，是我们的共同心愿，更是我们必须担当的社会责任。

湘雅二医院老年医护团队结合数十年的宝贵工作经验和临床观察，瞄准日常生活中较为多见且困扰老年朋友的 19 个常见老年综合征及不适当用药，予以层层剖析和解答，并通过梳理分析实践中的典型案例，力图用通俗易懂的语言并配以直观形象的图片和实际操作视频，深入浅出地把这些问题解释清楚，以达到"五个早"（早预防、早发现、早诊断、早干预、早改善）科学防治疾病的目的，避免老年朋友受"伪科学"影响而步入防治误区，为保障老年人身心健康、减轻家庭及社会负担奉尽绵薄之力。

《守护老年健康》一书付梓面世，我们既激动兴奋又满怀感恩。感谢中国科学技术馆原党委书记苏青教授慨然作序，并对样书提出中肯指导意见。感谢德高望重的夏家辉院士和邱冠周院士两位老前辈拨冗审读样书，并悉心书写推荐信，对编写团队工作给予充分肯定和鼓励。感谢老年医学专家于普林教授、康琳教授、周白瑜教授的肯定与推介！前辈及专家们的大爱和期许，令我们倍加温暖、感动。

知识就是力量。唯愿《守护老年健康》的出版能够真正帮助到老年朋友及其照护者。

科学养生，可得永年。

是以后记。

编 者

2022 年 5 月 8 日

第一章

咽不下去/咽下困难——吞咽障碍

第二章

胃肠"怠工"——消化不良

第三章

"好东西"不能科学、合理吸收——营养不良

第四章

排便不痛快——便秘

第五章

拉肚子——腹泻

第六章

"下水道"不通畅——排尿困难

第七章

尿液不自主流出——尿失禁

第八章

多米诺骨牌，一推就倒——衰弱

第九章

肌肉减少，力量下降——肌少症

第十章

骨头流失、骨骼稀松——骨质疏松症

第十一章

持续6周以上的皮肤瘙痒——皮肤瘙痒症

第十二章

看不见的苦——慢性疼痛

第十三章

老年人慢慢变"傻"——老年期痴呆

第十四章

突然出现的脑子短路——谵妄

第十五章

莫须有的担心——焦虑

第十六章

对任何事情都了无兴趣——抑郁

第十七章

睡不好觉——失眠

第十八章

老年人生命健康的大敌——跌倒

第十九章

食物进错门/吃东西呛住了——噎呛

第二十章

用药不当风险大——不适当用药